JN126476

Vexon
International

新人看護職員のための

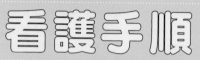
看護手順

ポケットマニュアル

道又元裕
［監修］

露木菜緒／清水孝宏
［編集］

全項目に
技術動画と
手順チェックリスト
つき

必要物品も
写真で
わかる！

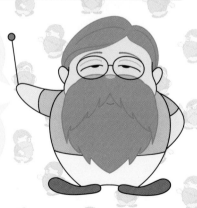

はじめに

　看護職免許取得後に職業人の第一歩を看護職員として歩み出した新人看護職員の皆さんは、臨床現場に必要な基本的看護技術を習得し、病める患者に対して安全の確保を最優先にした看護技術を提供する実践能力を学ぶことが不可欠です。そのためには、自立・自律して個人の今後の目標を定め、看護実践に必要な基本的知識と技術を主体的に身に付けられるような研修プログラムが必要です。

　厚生労働省発信の「新人看護職員研修ガイドライン」は、新人看護職員の皆さんが、就職してはじめに学んでほしい内容を3つの側面として提示(推奨)しています。それは、「Ⅰ：基本姿勢と態度」、「Ⅱ：技術的側面」、「Ⅲ：管理的(新人看護職員に必要な職場の管理・運営の知識)」です。そのうえで、Ⅰ〜Ⅲの臨床実践能力における構造は、それぞれが独立したものではなく、患者への臨床看護実践を通して統合されるべきものとしています。患者の安全確保を最優先にした看護技術を実践するためにはまさしく、この3つの側面をそれぞれ理解したうえで、それらを融合する思考が必要になります。

　そこで、わたしたちは、臨床看護実践に必要な「技術的側面」だけではなく、新人看護職員の皆さんが「基本姿勢と態度」、「管理的側面」も併せて系統的に学べるようにデザインした研修プログラムを動画スタイルで作りました。

　その中で、「技術的側面」の技術内容は、実に多岐に渡っているため、動画による学びだけでは、臨床の場で確認することは現実的に困難であると考え、新人看護職員に必須である看護技術の「基本的事項(目的・適応・観察項目・異常時の対応)」、「必要物品」、「手順チェックリスト」について、テキストにビジュアルを加えて、コンパクトに集約したポケットサイズの1冊を編纂しました。これによって、新人看護職員の皆さんがユニフォームのポケットに入れて臨床の場やスタッフステーションなどでもすばやく活用できることが期待できます。

ポケットサイズの本書は、S-QUE研究会によるe ラーニング「S-QUE 新人看護職員研修」(https://s-que.net/newnursingstaff-training/) に完全対応していて、このeラーニングのテキストとしても活用できるようになっています。また、各項目の冒頭にあるQRコードから、該当の技術動画を視聴でき、手順チェックリストには、「チェック欄」や「コメント欄」があり、実際に書き込むこともできます。

　皆さんが複数の患者を受け持ち、多重課題を抱えながら、看護を安全に提供できる臨床実践能力を身に付けるまでの過程のどこかの一時でも、本書が役立ったと言ってもらえたら嬉しい限りです。

2024年3月

道又元裕

目次 新人看護職員のための 看護手順ポケットマニュアル

●本書は、S-QUE 研究会の e ラーニング『S-QUE 新人看護職員研修』の研修
内容に即しており、書籍化にあたり研修内容を抜粋、一部再編集・再構成
したものです。
●本書に記載している医療機器や薬剤の使用にあたっては、個々の添付文書
を参照し、使用方法や適応・用量等の最新情報を常にご確認ください。

本書の特長

- 本書は、新人看護職員に必須の看護技術について、「基本的事項（目的・適応・観察項目・異常時の対応）」「必要物品」「手順チェックリスト」を写真などを用いてコンパクトに集約した1冊です。
- 本書はS-QUE研究会によるeラーニング「S-QUE新人看護職員研修」（https://s-que.net/newnursingstaff-training/）に完全対応しており、同eラーニングのテキストとしても活用できます。各項目の冒頭にあるQRコード、もしくは下記のURLから該当の技術動画を視聴できます。また、手順チェックリストには「チェック欄」や「コメント欄」があり、実際に書き込むことができます。

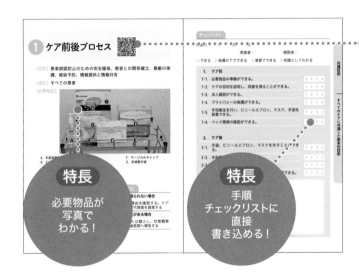

【動画一覧URL】
お使いのブラウザに下記のURLを入力してください。

https://s-que.net/newnursingstaff-training/videos/

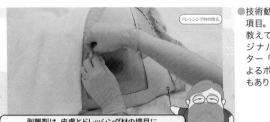

ドレッシング材の除去

剥離剤は、皮膚とドレッシング材の境目に
滑り込ませるように塗布することがポイントなんじゃ!

● 技術動画は約100項目。まめ知識を教えてくれるオリジナルキャラクター「まめ爺」によるポイント解説もあり!

特長
全項目に
技術動画が
視聴できる
QRコード付き!

写真上から、褥瘡処置、点滴静脈
注射、呼吸測定の技術動画

呼吸測

動画視聴について

[閲覧環境]
● パソコン(Windows または Macintosh)
● Android OS 搭載のスマートフォン/タブレット端末
● iOS 搭載の iPhone/iPad など

・OS のバージョン、再生環境、通信回線の状況によっては、動画が再生されないことがありますが、
　ご承ください。
・各種のパソコン・端末の OS やアプリの操作に関しては、弊社では一切サポートいたしません。
・通信費などは、ご自身でご負担ください。
・パソコンや端末の使用に関して何らかの損害が生じたとしても、自己責任でご対処ください。
・QR コードリーダーの設定で、OS の標準ブラウザを選択することをお勧めします。
・動画の配信については、予期しない事情により停止する可能性があります。

カバー・表紙・本文デザイン　古屋真樹
カバー・本文キャラクターモデル　道又元裕
カバー・本文キャラクターデザイン　露木菜緒
カバー・本文イラスト　小松原梨菜
本文DTP　株式会社真興社

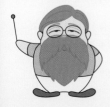

ケア前後プロセス

[目的] 患者誤認防止のための安全確保、患者との関係確立、尊厳の保護、感染予防、情報提供と情報共有

[適応] すべての患者

[必要物品]

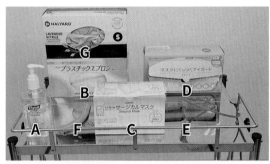

A. 手指消毒剤
B. ビニールエプロン
　（必要時袖付きエプロン）
C. マスク
D. アイガード
E. ゴーグル
F. サージカルキャップ
G. 未滅菌手袋

観察	
全身状態	意識状態、バイタルサイン、顔色など
患者の反応	ケアの協力性、表情など
患者の訴え	痛みや不快感、呼吸困難感など
留置物	留置物の位置異常、固定状況

異常時の対応

患者の同意が得られない場合

同意できない理由を確認する。ケアが必要であれば代替案を提案する

患者の状態変化がある場合

ケアを中止または縮小し、状態観察をする。その後医師へ報告する

確認日　　年　　月　　日

　　　　　　　　実施者：　　　　　　　　確認者：

1-できる　2-指導の下でできる　3-演習でできる　4-知識としてわかる

1. ケア前

1-1.	必要物品の準備ができる。	1	2	3	4
1-2.	ケアの目的を説明し、同意を得ることができる。	1	2	3	4
1-3.	本人確認ができる。	1	2	3	4
1-4.	プライバシーの保護ができる。	1	2	3	4
1-5.	手指衛生を行い、ビニールエプロン、マスク、手袋を装着できる。	1	2	3	4
1-6.	ベッド環境の確認ができる。	1	2	3	4

2. ケア後

2-1.	手袋、ビニールエプロン、マスクを外すことができる。	1	2	3	4
2-2.	手指衛生ができる。	1	2	3	4
2-3.	ケアの結果を説明できる。	1	2	3	4
2-4.	患者の寝衣と寝具を整え、患者の状態を観察できる。	1	2	3	4

コメント

共通技術

すべてのケアに共通した基本的技術

② 基本的ベッドメーキング

[目的] 衛生維持、患者の快適性

[適応] すべての入院患者

[必要物品]

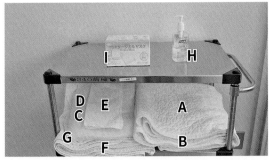

A. マットレスパッド   D. 枕   G. 布団カバー
B. シーツ   E. 枕カバー   H. 手指消毒剤
C. 吸水・防水シーツ(必要時)   F. 布団   I. マスク

確認日　　年　　月　　日

　　　　　　　実施者：　　　　　　　　確認者：

1-できる　2-指導の下でできる　3-演習でできる　4-知識としてわかる

1.	必要物品の準備ができる。	1　2　3　4
2.	手指衛生をし、マスクを装着できる。	1　2　3　4
3.	ベッドの高さをベッドメーキングしやすい高さに調整できる。	1　2　3　4
4.	マットレスパッドを敷くことができる。	1　2　3　4
5.	シーツを敷くことができる。	1　2　3　4
6.	枕にカバーをかけることができる。	1　2　3　4
7.	掛け布団にカバーをかけることができる。	1　2　3　4
8.	手指衛生ができる。	1　2　3　4

コメント

環境調整技術

———

ベッドメーキング

シーツ交換

[目的] 衛生維持、患者の快適性

[適応] 臥床が必要な患者

[必要物品]

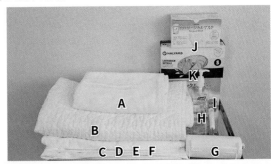

A. 綿毛布またはバスタオル
B. マットレスパッド
C. シーツ
D. 吸水・防水シーツ(必要時)
E. 枕カバー
F. 布団カバー
G. 粘着テープ付きローラー
   (粘着カーペットクリーナー)
H. 手指消毒剤
I. ビニールエプロン
J. マスク
K. 未滅菌手袋

観察	
全身状態	顔色、意識状態、バイタルサインの変動、活動耐性、関節可動域など
患者の反応	シーツ交換中の苦痛や不快感、呼吸困難感など
留置物	留置物の位置異常、固定状況

異常時の対応
リネンの皺などがある場合
リネンの皺の位置を確認し、リネンを引っ張り、皺を除去する

確認日　　　年　　　月　　　日

　　　　　　　　実施者：　　　　　　　　確認者：

1-できる　2-指導の下でできる　3-演習でできる　4-知識としてわかる

1.	必要物品の準備ができる。	1 2 3 4
2.	シーツ交換について説明し、同意を得ることができる。	1 2 3 4
3.	本人確認ができる。	1 2 3 4
4.	手指衛生を行い、マスク、手袋、ビニールエプロンを装着できる。	1 2 3 4
5.	ベッドの高さをベッドメーキングしやすい高さに調整できる。	1 2 3 4
6.	綿毛布またはバスタオルをかけ、掛け布団を取り外すことができる。	1 2 3 4
7.	患者を側臥位にして、肩と腰を支えることができる。	1 2 3 4
8.	使用中のシーツの汚染面が内側になるように丸め、患者の身体の下に入れ込むことができる。	1 2 3 4
9.	粘着テープ付きローラーで、マットレスパッドの埃などを取り除くことができる。	1 2 3 4
10.	新しいシーツを広げ、向こう側半分を扇子折りにして患者の身体の下に入れ込み、手前側のシーツをマットレスの下に敷き込むことができる。	1 2 3 4
11.	患者を対側の側臥位にして、肩と腰を支えることができる。	1 2 3 4
12.	使用中のシーツは汚染面が内側になるように丸めながら取り出し、ランドリーバッグなどへ入れることができる。	1 2 3 4
13.	粘着テープ付きローラーで、マットレスパッドの埃などを取り除くことができる。	1 2 3 4
14.	新しいシーツを引き出し、しわを伸ばしながら、マットレスの下に敷き込むことができる。	1 2 3 4

次ページへつづく→

15.	患者を仰臥位に戻すことができる。	1 2 3 4
16.	必要時、枕カバーと掛け布団カバーを交換できる。	1 2 3 4
17.	個人防護具を外し、手指衛生ができる。	1 2 3 4
18.	ベッドの高さを元に戻し、患者の寝衣と寝具を整えることができる。	1 2 3 4

コメント

4 食事摂取と環境調整

[目的]　・患者に必要な栄養（カロリー・栄養素）を摂取することができる
　　　　・食事中の誤嚥を予防し、安全に食事摂取ができる

[適応]　自立して食事ができる患者

[必要物品]

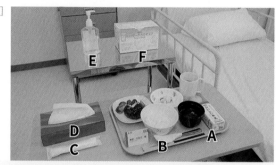

A. 病院食
B. 箸、スプーン、コップ
C. おしぼり
D. ティッシュペーパー
E. 手指消毒剤
F. マスク

観察
食事中の患者の動作・姿勢維持状況
食事摂取中の咀嚼・嚥下機能の評価（むせ込みの有無）
食事摂取中の呼吸状態の変化（頻呼吸や努力呼吸、呼吸困難の有無）
全体の食事摂取量、主食と副食の摂取量、食べ残しや偏食の有無の確認

異常時の対応
食事を誤嚥した場合、食事摂取を中断し呼吸状態を確認し SpO₂ を測定する
誤嚥した食物が気道を閉塞している場合はハイムリック法や背部叩打法で閉塞物の吐き出しを試みる
誤嚥した食物の吸引を試みる
食事継続が危険と判断した場合は、食事を中止し医師へ報告する

確認日　　年　　月　　日

　　　　　　　実施者：　　　　　　　確認者：

1-できる　2-指導の下でできる　3-演習でできる　4-知識としてわかる

1.	必要物品の準備ができる。	1 2 3 4
2.	患者に適した食事の環境を整えることができる。（例：ベッドサイド　ベッド上　車椅子など）	1 2 3 4
	配膳前に手指衛生とマスク装着ができる。	1 2 3 4
3.	本人確認をし食札の患者氏名が正しいか確認できる。	1 2 3 4
4.	食札と食事内容が正しいか確認できる。	1 2 3 4
5.	おしぼりで手を拭いてもらうことができる。	1 2 3 4
6.	食事形態や食事摂取に問題がないか確認できる。	1 2 3 4
7.	食事摂取中に問題などがあればナースコールするように説明できる。	1 2 3 4
8.	20～30分後に病室を訪れることができる。	1 2 3 4
9.	食事が済んでいるか確認し、食事摂取量をチェックし下膳できる。	1 2 3 4
10.	食後1時間程度はすぐに臥床せず、座位または半座位で過ごすよう指導できる。	1 2 3 4
11.	食後の内服があれば服用したかどうか確認できる。	1 2 3 4
12.	食後に患者の状態変化がないことを観察できる。	1 2 3 4
13.	食後の歯磨きなどのオーラルケアを行うよう促すことができる。	1 2 3 4

コメント

5 嚥下評価

[目的] 脳卒中の後遺症や加齢に伴う筋力低下など摂食・嚥下機能の低下により嚥下障害が起こる。嚥下評価をベッドサイドで簡便に実施することで誤嚥の予防につながる。

[適応] 嚥下障害のある患者または嚥下障害の疑われる患者

[必要物品]

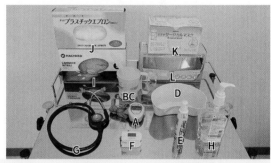

A. ストップウォッチ （反復唾液嚥下テスト）	E. 口腔保湿スプレー
B. ストロー付きコップ	F. SpO₂モニタ
C. 水	G. 聴診器（小児用聴診器が 望ましい）
D. ガーグルベースン	H. 手指消毒剤

I. 未滅菌手袋
J. ビニールエプロン
K. マスク
L. アイガードまたはゴーグル

観察	異常時の対応
誤嚥徴候、口腔の状態、咳嗽、痰の増加、発熱、バイタルサインの変化	嚥下評価中に誤嚥やSpO₂低下があれば速やかに評価を中止し、呼吸状態を観察する
	必要に応じ吸引を実施する
	呼吸状態が安定しない場合は、速やかに医師に報告し、酸素投与の必要の有無を確認する

確認日　　　年　　　月　　　日

実施者：　　　　　　　　確認者：

1-できる　2-指導の下でできる　3-演習でできる　4-知識としてわかる

1.	必要物品の準備ができる。	1 2 3 4
2.	嚥下評価の目的を説明し、同意を得ることができる。	1 2 3 4
3.	本人確認ができる。	1 2 3 4
4.	手指衛生後、ビニールエプロン、マスク、アイガードまたはゴーグル、手袋を装着できる。	1 2 3 4
5.	反復唾液嚥下テストの実施が可能かどうかを判断できる。	1 2 3 4
6.	患者を座位または端座位にできる。	1 2 3 4
7.	患者の口腔を観察し、乾燥が無いか確認できる。	1 2 3 4

8. 嚥下評価の方法

8A. 反復唾液嚥下テスト

8A-1.	実施者の人差し指で舌骨を中指で甲状軟骨上端を触知できる。	1 2 3 4
8A-2.	患者に唾液をできるだけ早く、たくさん飲み込むように指示できる。	1 2 3 4
8A-3.	甲状軟骨が中指を十分に乗り越えた場合のみ1嚥下とカウントできる。	1 2 3 4
8A-4.	30秒間嚥下回数を観察できる。	1 2 3 4
8A-5.	反復唾液嚥下テストの結果を正しく評価できる。	1 2 3 4

次ページへつづく→

8B. 舌による嚥下機能の簡易評価

8B-1.	患者に開口するよう指示し、舌の上下、左右の運動が可能かどうか確認できる。	1 2 3 4

8C. 発声による嚥下機能の簡易評価

8C-1.	患者に「アー」「エー」と発声させることができる。	1 2 3 4

8D. 流涎・口腔貯留による嚥下機能評価

8D-1.	患者の口腔からの流涎や唾液の口腔貯留の有無を確認できる。	1 2 3 4

9. 食事中の誤嚥評価の方法

9A. SpO₂測定

9A-1.	食事前・中のSpO₂を測定できる。	1 2 3 4

9B. 脈拍数の測定

9B-1.	食事前・中の脈拍数を測定できる。	1 2 3 4

9C. 頸部聴診

9C-1.	胸鎖乳突筋の前方付近を聴診できる。	1 2 3 4

コメント

6 食事介助

介助が必要な患者の食事介助　摂食・嚥下障害、誤嚥の可能性のある患者、麻痺のある患者

[目的]　・患者に必要な栄養（カロリー・栄養素）を摂取することができる
　　　　・食事中の窒息や誤嚥を予防し、安全に食事摂取ができる

[適応]　麻痺や嚥下障害などがあり、自力で食事摂取のできない患者や
　　　　臥床して食事をしなければならない患者

[必要物品]

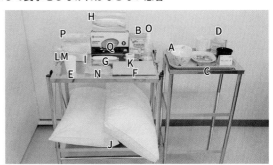

A. 病院食	G. おしぼり	M. スポンジブラシ
B. トロミ剤	H. ティッシュペーパー	N. ビニール袋
C. 小さめのスプーン	I. ガーグルベースン	O. 手指消毒剤
D. ストロー付きコップ	J. 枕・クッション	P. マスク
E. 紙コップ	K. SpO₂モニタ	Q. 未滅菌手袋
F. 患者用エプロン	L. 歯ブラシ	

観察

「食事摂取と環境調整」の項参照

異常時の対応

食事を誤嚥した場合、食事摂取を中断し呼吸状態を確認しSpO_2を測定する

誤嚥した食べ物が気道を閉塞している場合はハイムリック法や背部叩打法で閉塞物の吐き出しを試みる

誤嚥した食べ物の吸引を試みる

食事継続が危険と判断した場合は、速やかに食事を中止し医師へ報告する

チェックリスト

確認日　　年　　月　　日

実施者：　　　　　　　確認者：

1-できる　2-指導の下でできる　3-演習でできる　4-知識としてわかる

1.	必要物品の準備ができる。	1	2	3	4
2.	食事介助の目的を説明し同意を得ることができる。	1	2	3	4
3.	本人確認ができる。	1	2	3	4
4.	手指衛生をし、マスク装着ができる。	1	2	3	4
5.	ネームバンドと患者の食札を照合できる。	1	2	3	4
6.	正しい食札と食事内容が確認できる。	1	2	3	4

7A. ベッド上端座位

7A-1.	足底が床に着くようベッドの高さを調整できる。	1	2	3	4
7A-2.	体幹が左右に傾かないように枕やクッションで体幹を固定できる。	1	2	3	4
7A-3.	エプロンを装着できる。	1	2	3	4
7A-4.	頭頸部の前屈が保たれる姿勢を保持できる。	1	2	3	4
7A-5.	オーバーテーブルの高さは食事全体が見渡せる高さにできる。	1	2	3	4

7B. ベッド上座位

7B-1.	体幹が左右に傾かないように枕やクッションで体幹を固定できる。	1	2	3	4
7B-2.	エプロンを装着できる。	1	2	3	4
7B-3.	頭頸部の前屈が保たれる姿勢を保持できる。	1	2	3	4

次ページへつづく→

7B-4.	オーバーテーブルの高さは食事全体が見渡せる高さにできる。	1 2 3 4

7C. 片麻痺がある患者のベッド上側臥位

7C-1.	健側を下側にした側臥位にできる。	1 2 3 4
7C-2.	ベッドに傾斜をつけ、頭側を挙上した姿勢にできる。	1 2 3 4
7C-3.	エプロンを装着できる。	1 2 3 4
7C-4.	患者の頭頸部が患側を向くように枕を調整できる。	1 2 3 4
7C-5.	介助者は食事介助に適した位置に座ることができる。	1 2 3 4

8.	食事前に覚醒しており、意識レベルがJCSで一桁以上であることを確認できる。	1 2 3 4
9.	食事前の口腔乾燥や口腔衛生不良があればオーラルケアを実施できる。	1 2 3 4
10.	食事内容を患者に伝えることができる。	1 2 3 4
11.	はじめのひと口は少量のお茶またはトロミ付きのお茶などで口腔を潤すことができる。	1 2 3 4
12.	介助で使用する適切なサイズのスプーンを選択できる。	1 2 3 4
13.	スプーンにすくったものを伝え、口に運ぶ食べ物の内容を伝えることができる。	1 2 3 4
14.	スプーンで食べ物を運ぶときは患者の目線よりやや下側から運ぶことができる。	1 2 3 4
15.	スプーンで食べ物を口に入れる時は患者の口と食べ物が正面を向き、水平になるように口に運ぶことができる。	1 2 3 4
16.	食べ物を口腔に運び、舌背に食べ物を置くことができる。	1 2 3 4
17.	食べ物を咀嚼していることを確認できる。	1 2 3 4
18.	咀嚼後に甲状軟骨の上下運動を確認できる。	1 2 3 4

次ページへつづく→

19.	患者の嚥下動作を確認し患者のペースに合わせ次の食べ物を口に運ぶことができる。	1 2 3 4
20.	湿性嗄声など誤嚥の可能性がある患者には空嚥下、複数回嚥下、交互嚥下を試みることができる。	1 2 3 4
21.	食事中にむせがある場合は患者に合わせた食事形態を調整できる。	1 2 3 4
22.	むせのない不顕性誤嚥に注意できる。	1 2 3 4
23.	食後は1時間程度は臥床せず、座位または半座位で過ごすよう説明できる。	1 2 3 4
24.	食後の内服があれば服用させることができる。	1 2 3 4
25.	食後のオーラルケアを指導または介助、実施できる。	1 2 3 4
26.	手指衛生をし、食事介助が終了したことを説明し、患者の状態に変化はないかを観察できる。	1 2 3 4

コメント

食事援助技術 —— 食事介助

❼ 経鼻経腸栄養チューブの挿入と管理

[目的] 栄養剤や薬剤の注入

[適応] 意識障害や気管挿管、頭頸部術後などで経口摂取ができない患者

[必要物品]

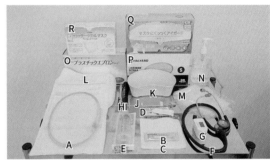

A. 栄養チューブ	H. ペンライト	M. ビニール袋
B. 水溶性潤滑剤	I. 油性マジック	N. 手指消毒剤
C. 未滅菌ガーゼ	J. 固定具（マジックテープ・	O. ビニールエプロン
D. 固定テープ	クリップなど）	P. 未滅菌手袋
E. カテーテル用シリンジ	・トレイ	Q. アイガードまたはゴーグル
F. 聴診器	K. ガーグルベースン	ル
G. SpO₂モニタ	L. タオル	R. マスク

観察

バイタルサイン、SpO₂

鼻出血の有無、鼻孔の痛み、固定部の過度な違和感、嘔気

腹痛、腹部膨満感の有無

異常時の対応

栄養チューブ挿入中に鼻出血があれば挿入を中止し、鼻出血の止血を確認する

挿入中に嘔気があれば挿入を中断し、嘔気が治まれば挿入を再開する

挿入中の嘔吐があれば挿入を中止し時間を空け再度挿入を試みる

栄養チューブ挿入後にSpO₂低下や呼吸困難があれば気道への誤挿入を疑い、速やかに医師へ報告する

確認日　　　年　　　月　　　日

　　　　　　　実施者：　　　　　　　　確認者：

1-できる　2-指導の下でできる　3-演習でできる　4-知識としてわかる

1.	必要物品の準備ができる。	1 2 3 4
2.	栄養チューブ挿入の目的を説明し、同意を得ることができる。	1 2 3 4
3.	本人確認ができる。	1 2 3 4
4.	患者を座位または半座位にできる。	1 2 3 4
5.	患者の前胸部にタオルをかけることができる。	1 2 3 4
6.	手指衛生をし、ビニールエプロン、マスク、アイガードまたはゴーグル、手袋を装着できる。	1 2 3 4
7.	ガーグルベースンを手の届く範囲に準備できる。	1 2 3 4
8.	未滅菌ガーゼに水溶性潤滑剤を出すことができる。	1 2 3 4
9.	患者の顔を正面に向かせ、後頭部に枕を入れ、やや前屈した姿勢を取らせることができる。	1 2 3 4
10.	栄養チューブの挿入の長さを測定できる。	1 2 3 4
11.	栄養チューブの先端4〜5 cmに水溶性潤滑剤を塗布できる。	1 2 3 4
12.	カテーテルシリンジに20 mLの空気を吸引できる。	1 2 3 4
13.	栄養チューブとカテーテルシリンジを接続できる。	1 2 3 4
14.	栄養チューブの潤滑剤が塗られていない部分をペンを持つように持つことができる。	1 2 3 4
15.	鼻孔からやや水平か、やや上向きにゆっくりと栄養チューブを挿入できる。	1 2 3 4
16.	10〜15 cm程度栄養チューブを挿入したところで栄養チューブを挿入している鼻孔と反対側に頸部を回旋させることができる。	1 2 3 4

食事援助技術　　　――　　　経管栄養法

次ページへつづく→

17.	栄養チューブの挿入を進め嚥下を確認しながら栄養チューブ挿入を進めることができる。	1	2	3	4
18.	予め測定した長さまで栄養チューブを挿入できる。	1	2	3	4
19.	左下肺野、右下肺野、心窩部の3点にそれぞれ聴診器を当て、10～20 mLの空気を注入し気泡音を聴診で確認できる。	1	2	3	4
20.	心窩部での聴診で気泡音が最も大きく聴診できることを確認できる。	1	2	3	4
21.	注入した空気を吸引し、胃液が吸引できるか確認できる。	1	2	3	4
22.	X線画像による栄養チューブ先端位置の確認を医師に依頼できる。	1	2	3	4
23.	X線画像による栄養チューブ先端位置の確認後、ガイドワイヤーを抜くことができる。	1	2	3	4
24.	栄養チューブを固定できる。	1	2	3	4
25.	栄養チューブの固定位置が分かるように栄養チューブ周囲を油性マジックで印を付けることができる。	1	2	3	4
26.	個人防護具を外し、手指衛生ができる。	1	2	3	4
27.	寝衣と寝具を整えることができる。	1	2	3	4
28.	栄養チューブの挿入が終了したことを説明し患者の状態に変化はないかを観察できる。	1	2	3	4

コメント

8 経胃瘻栄養法

[目的] 経胃瘻栄養法は胃瘻を持つ患者の胃瘻から、必要な水分や栄養素を供給するために行われる

[適応] 胃瘻からの水分・栄養投与を行っている患者

[必要物品]

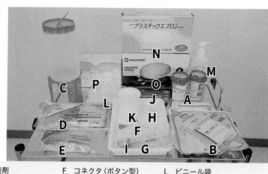

A. 経腸栄養剤
（オープンシステム用）
B. 経腸栄養剤
（クローズドシステム用）
C. 経腸栄養ボトル（紫色）
D. 経腸栄養バック
E. 経腸栄養注入セット
F. コネクタ（ボタン型）
G. カテーテル用シリンジ
（紫色）
H. 固定用テープ
I. トレイ
J. ハサミ
K. 紙コップ 微温湯 20 mL
L. ビニール袋
M. 手指消毒剤
N. ビニールエプロン
O. 未滅菌手袋
P. マスク

観察

バイタルサインを観察する

経腸栄養投与開始後の誤嚥や嘔吐、腹痛、腹部膨満、ダンピング症状などを観察する

胃瘻周囲の皮膚の炎症や皮膚の壊死の有無を観察する

異常時の対応

注入前に呼吸状態やSpO$_2$低下などの異常があれば医師へ報告し、注入の可否を確認する

注入中・後に嘔吐、呼吸状態、SpO$_2$低下やバイタルサインの異常があれば注入を中止し医師へ報告する

確認日　　年　　月　　日

　　　　　　実施者：　　　　　　　　　確認者：

1-できる　2-指導の下でできる　3-演習でできる　4-知識としてわかる

1.	必要物品の準備ができる。	1	2	3	4
2.	手指衛生をし、手袋とマスクを装着できる。	1	2	3	4
3.	経腸栄養剤と経腸栄養注入セットを接続できる。	1	2	3	4
4.	経腸栄養剤を点滴スタンドにかけることができる。	1	2	3	4
5.	経腸栄養注入セット内に経腸栄養剤を満たすことができる。	1	2	3	4
6.	栄養剤投与の目的を説明し、同意を得ることができる。	1	2	3	4
7.	本人確認ができる。	1	2	3	4
8.	手指衛生ができる。	1	2	3	4
9.	ビニールエプロン、マスク、手袋を装着できる。	1	2	3	4
10.	腹部を露出し、胃瘻チューブまたは胃瘻ボタンと皮膚の接触部を確認できる。	1	2	3	4
11.	経腸栄養注入セットとコネクタを接続し、コネクタと胃瘻を接続できる。	1	2	3	4
12.	個人防護具を外し手指衛生ができる。	1	2	3	4
13.	患者の寝衣と寝具を整えることができる。	1	2	3	4
14.	経腸栄養注入セットのクレンメを開き、指示の注入速度に調整できる。	1	2	3	4
15.	患者に栄養剤の投与を開始したことを説明できる。	1	2	3	4
16.	栄養剤の投与中は誤嚥や嘔吐、腹痛、腹部膨満、ダンピング症状などの異常の有無を観察できる。	1	2	3	4
17.	栄養剤の投与が終了したことを確認できる。	1	2	3	4

次ページへつづく→

18.	手指衛生後、ビニールエプロン、マスク、手袋を装着できる。	1 2 3 4
19.	経腸栄養注入セットのクレンメを閉じ、コネクタをロックし経腸栄養注入セットの取り外しができる。	1 2 3 4
20.	コネクタにカテーテルシリンジを接続し、ロックを解除して 20 mL の微温湯を注入できる。	1 2 3 4
21.	コネクタ内の微温湯を胃瘻に流しコネクタをロックし、胃瘻からコネクタを外し、胃瘻のキャップを閉めることができる。	1 2 3 4
22.	胃瘻を 360 度左右いずれかに回転させることができる。	1 2 3 4
23.	経腸栄養剤注入後、胃からの逆流を防止するために患者を 60 分程度座位または半座位のままにすることができる。	1 2 3 4
24.	使用済みの経腸栄養剤と経腸栄養注入セットを廃棄できる。	1 2 3 4
25.	個人防護具を外し、手指衛生ができる。	1 2 3 4
26.	患者に栄養剤投与が終了したことを伝え、患者の状態に変化はないかを観察できる。	1 2 3 4

コメント

⑨ 経腸栄養注入ポンプの取り扱い

[目的] 経腸栄養中の下痢や嘔吐は代表的な合併症である。経腸栄養注入ポンプを用いた栄養剤の持続投与は下痢や嘔吐などの合併症予防に有効である。

[適応] 経腸栄養を行っている患者

[必要物品]

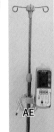
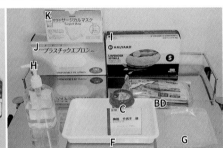

A. 経腸栄養注入ポンプ	D. 経腸栄養剤バッグ	H. 手指消毒剤
B. ポンプ用経腸栄養注入セット	E. 輸液スタンド	I. 未滅菌手袋
C. 経腸栄養剤	F. トレイ	J. ビニールエプロン
	G. ビニール袋	K. マスク

観察
設定した時間で滴下しているかを観察する
機器の動作異常や動作不良アラームの有無を観察する

異常時の対応
経腸栄養注入ポンプに異常があれば臨床工学技士または取扱業者に機器の点検を依頼する

確認日　　　年　　　月　　　日

実施者：　　　　　　　　確認者：

1-できる　2-指導の下でできる　3-演習でできる　4-知識としてわかる

食事援助技術　──　経管栄養法

1.	ポンプ用経腸栄養注入セットに栄養剤をプライミングしロールクランプを閉じることができる。	1 2 3 4
2.	経腸栄養注入ポンプの電源を差し込むことができる。	1 2 3 4
3.	経腸栄養注入ポンプの電源を入れることができる。	1 2 3 4
4.	セルフチェック機構が作動することを確認できる。	1 2 3 4
5.	経腸栄養注入ポンプのドアロックレバーを開きドアを開くことができる。	1 2 3 4
6.	経腸栄養注入ポンプのチューブクランプを解除し、ローラークランプをフォルダーに取り付けることができる。	1 2 3 4
7.	経腸用注入セットを下側からチューブを溝に押し込むように確実にはめ、ドアを閉めドアロックレバーを下げることができる。	1 2 3 4
8.	流量設定スイッチを押し流量を設定し再び流量設定ボタンを押し流量を設定できる。	1 2 3 4
9.	予定量設定スイッチを押し予定量を設定し再び予定量設定ボタンを押すことができる。	1 2 3 4
10.	患者に栄養剤注入の目的を説明し、同意を得て、本人確認できる。	1 2 3 4
11.	患者を座位、または半座位にすることができる。	1 2 3 4
12.	手指衛生を行いビニールエプロン、マスク、手袋を装着できる。	1 2 3 4
13.	栄養チューブとポンプ用経腸栄養注入セットを接続できる。	1 2 3 4
14.	開始スイッチを押し送液を開始できる。	1 2 3 4

次ページへつづく→

15.	開始後に経腸栄養注入ポンプの動作や患者の状態に異常がないかを確認できる。	1 2 3 4
16.	経腸栄養投与が予定量に達したことを知らせるブザーを停止・消音スイッチを押し止めることができる。	1 2 3 4
17.	再度、停止、消音スイッチを押し送液を停止できる。	1 2 3 4
18.	栄養チューブとポンプ用経腸栄養注入セットを外すことができる。	1 2 3 4
19.	経腸栄養注入ポンプのドアを開け、チューブクランプを解除し、上から順にポンプ用経腸栄養注入セットを外すことができる。	1 2 3 4
20.	経腸栄養バッグとポンプ用経腸栄養注入セットを廃棄できる。	1 2 3 4

21A. アラーム対処 (気泡)

21A-1.	気泡アラームが鳴ったら停止・消音スイッチを押し、アラームを消音することができる。	1 2 3 4
21A-2.	注入セット内の気泡を取り除くことができる。	1 2 3 4
21A-3.	再度注入セットをポンプにセットし送液を開始できる。	1 2 3 4

21B. アラーム対処 (下流閉塞)

21B-1.	下流閉塞アラームが鳴ったら停止・消音スイッチを押し、アラームを消音することができる。	1 2 3 4
21B-2.	再度、停止・消音スイッチを押し送液を停止することができる。	1 2 3 4
21B-3.	閉塞の原因を取り除き、再度注入セットをポンプにセットし送液を開始できる。	1 2 3 4
22.	個人防護具を外し手指衛生ができる。	1 2 3 4

次ページへつづく→

23. 患者に栄養剤注入が終了したことを伝え、患者の状態に変化はないか観察することができる。

1 2 3 4

コメント

[目的] 摂食・嚥下障害、意識障害、気管挿管人工呼吸管理中など、経口摂取が困難な患者に対して、必要な栄養素を供給するために行われる

[適応] 上記のように経口摂取が困難な患者

[必要物品]

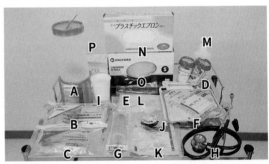

●オープンシステム
A. 経腸栄養ボトル（紫色）
B. オープンシステム専用バッグ
C. 経腸栄養注入セット
D. 経腸栄養剤
　（オープンシステム用）
E. ハサミ

●クローズドシステム
C. 経腸栄養注入セット
F. 経腸栄養剤
　（クローズドシステム用）
G. カテーテル用シリンジ（紫色）
H. 聴診器
・トレイ
I. 紙コップ・微温湯

J. pH試験紙
K. 二酸化炭素検出器（コンファーム・ナウ®）
・点滴スタンド
L. ビニール袋
M. 手指消毒剤
N. ビニールエプロン
O. 未滅菌手袋
P. マスク

観察
バイタルサインを観察する
経腸栄養投与開始後の誤嚥や嘔吐、腹痛、腹部膨満、ダンピング症状などを観察する

異常時の対応
注入前に気泡音を聴診で確認できない場合には医師へ報告し、注入の可否を確認する。注入中に誤嚥や嘔吐、腹痛などがあれば注入を中止し、医師へ報告する。注入後に嘔吐、腹痛などがあれば医師へ報告する

確認日　　　年　　　月　　　日

　　　　　　　　実施者：　　　　　　　　確認者：

1-できる　2-指導の下でできる　3-演習でできる　4-知識としてわかる

1.	必要物品の準備ができる。	1	2	3	4
2.	手指衛生ができる。	1	2	3	4
3.	未滅菌手袋の装着ができる。	1	2	3	4
4.	経腸栄養注入セットをパッケージから取り出すことができる。	1	2	3	4
5.	経腸栄養注入セットのクレンメを閉じることができる。	1	2	3	4
6.	経腸栄養剤と経腸栄養注入セットを接続できる。	1	2	3	4
7.	経腸栄養剤を開封できる。	1	2	3	4
8.	経腸栄養剤と経腸栄養注入セットを接続できる。	1	2	3	4
9.	経腸栄養剤を点滴スタンドにかけることができる。	1	2	3	4
10.	経腸栄養注入セット内に経腸栄養剤を満たすことができる。	1	2	3	4
11.	栄養剤注入の目的を説明し、同意を得ることができる。	1	2	3	4
12.	本人確認ができる。	1	2	3	4
13.	患者を座位または半座位にすることができる。	1	2	3	4
14.	手指衛生をし、ビニールエプロン、マスク、手袋を装着できる。	1	2	3	4
15.	栄養チューブが適切な長さの位置に固定されているかを油性マジックの印などで確認できる。	1	2	3	4
16.	口腔に栄養チューブがたわんでいないか確認できる。	1	2	3	4
17.	カテーテル用シリンジに 20 mL の空気を吸引できる。	1	2	3	4

次ページへつづく→

18.	左下肺野、右下肺野、心窩部の3点にそれぞれ聴診器を当て、10〜20 mLの空気を注入し気泡音を聴診で確認できる。	1 2 3 4
19.	心窩部での聴診で気泡音が最も大きく聴診できることを確認できる。	1 2 3 4
20.	注入した空気は吸引し体外へ排出できる。	1 2 3 4
21.	栄養チューブと経腸栄養注入セットを接続できる。	1 2 3 4
22.	経腸栄養注入セットのクレンメを開き、指示の注入速度に調整できる。	1 2 3 4
23.	経腸栄養投与中に誤嚥や嘔吐、腹痛、腹部膨満、ダンピング症状などの異常の有無を観察できる。	1 2 3 4
24.	経腸栄養剤の投与が終了したことを確認できる。	1 2 3 4
25.	手指衛生後、ビニールエプロン、マスク、手袋を装着できる。	1 2 3 4
26.	20 mLの微温湯を栄養チューブ内に注入できる。	1 2 3 4
27.	栄養チューブのキャップを閉めることができる。	1 2 3 4
28.	栄養チューブを束ねて寝衣に取り付けることができる。	1 2 3 4
29.	経腸栄養剤注入後、胃からの逆流を防止するために患者を60分程度座位または半座位にできる。	1 2 3 4
30.	使用済みの経腸栄養剤と経腸栄養注入セットを適切な方法で廃棄できる。	1 2 3 4
31.	個人防護具を外し手指衛生ができる。	1 2 3 4
32.	患者に栄養剤注入が終了したことを伝え、患者の状態に変化がないかを観察できる。	1 2 3 4

コメント

⑪ 臥床患者の排尿援助

[目的] ベッド上安静が必要な場合や体動が困難で離床ができない患者に於いてベッド上で排尿できる環境を提供すること

[適応] ベッド上安静が必要な患者

[必要物品]

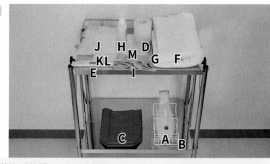

A. 尿器（男性用・女性用）
B. 尿器フォルダー
C. 尿器カバー
D. トイレットペーパー
E. おしぼり

F. バスタオル
G. ビニール袋
H. 手指消毒剤
I. 未滅菌手袋
J. ビニールエプロン

K. マスク
L. アイガードまたはゴーグル
M. ディスポーザブルシーツまたは紙オムツ

観察	異常時の対応
排尿量、尿の色や性状、臭気、混濁等	排尿中に全身状態の異常があればバイタルサインを測定し医師へ報告する
残尿感、排尿時痛の有無	排尿の量や性状などを観察し、異常があれば医師へ報告し記録に残す
排尿に要した時間、排尿間隔	
尿道口や陰部粘膜、皮膚の状態	

確認日　　　年　　　月　　　日

　　　　　　　　実施者：　　　　　　　　確認者：

1-できる　2-指導の下でできる　3-演習でできる　4-知識としてわかる

1.	必要物品の準備ができる。	1 2 3 4
2.	尿器による排尿援助の目的を説明し、同意を得ることができる。	1 2 3 4
3.	本人確認ができる。	1 2 3 4
4.	手指衛生を行い、ビニールエプロン、マスク、アイガードまたはゴーグル、手袋を装着できる。	1 2 3 4
5.	プライバシーを保護できる。	1 2 3 4
6.	排尿に安楽な体位を調整できる。	1 2 3 4
7.	患者の寝衣を膝の下まで下げ、バスタオルで覆うことができる。	1 2 3 4
8.	ディスポーザブルシーツまたは紙オムツを殿部の下に敷くことができる。	1 2 3 4

9A. 介助が不要な男性患者

9A-1.	尿器の入り口に陰茎を入れ手で支え、もう片方の手で尿器を支えるように説明できる。	1 2 3 4
9A-2.	排尿後は尿器を尿器フォルダーにかけるように説明できる。	1 2 3 4
9A-3.	排尿中は羞恥心に配慮しナースコールを渡しカーテンや扉をしめ退室できる。	1 2 3 4
9A-4.	排尿後はトイレットペーパーを渡し尿道口付近を拭いてもらうことができる。	1 2 3 4
9A-5.	使用したトイレットペーパーをビニール袋に廃棄できる。	1 2 3 4
9A-6.	患者におしぼりで手を拭いてもらうことができる。	1 2 3 4

次ページへつづく→

9A-7.	尿器にカバーをかけ回収できる。	1 2 3 4
9A-8.	排尿量、尿の色や性状、臭気、混濁等を確認できる。	1 2 3 4

9B. 介助が不要な女性患者

9B-1.	会陰に尿器の入り口をしっかりと押し当て、周囲への尿の飛散を防止するためにトイレットペーパーを会陰と尿器の間に当てることを説明できる。	1 2 3 4
9B-2.	排尿後は尿器を尿器フォルダーにかけるように説明できる。	1 2 3 4
9B-3.	排尿中は羞恥心に配慮しナースコールを渡しカーテンや扉をしめ退室できる。	1 2 3 4
9B-4.	排尿後はトイレットペーパーを渡し会陰から肛門に向かって拭いてもらうことができる。	1 2 3 4
9B-5.	使用したトイレットペーパーをビニール袋に廃棄できる。	1 2 3 4
9B-6.	患者におしぼりで手を拭いてもらうことができる。	1 2 3 4
9B-7.	尿器にカバーをかけ回収できる。	1 2 3 4
9B-8.	排尿量、尿の色や性状、臭気、混濁等を確認できる。	1 2 3 4

9C. 介助が必要な男性患者

9C-1.	尿器の入り口に陰茎を入れ手で支え、もう片方の手で尿器を支えることができる。	1 2 3 4
9C-2.	トイレットペーパーで尿道口付近を拭くことができる。	1 2 3 4
9C-3.	排尿後の尿器を取り出すことができる。	1 2 3 4
9C-4.	使用したトイレットペーパーをビニール袋に廃棄できる。	1 2 3 4
9C-5.	体位、寝衣、寝具を排尿前の状態に戻すことができる。	1 2 3 4

次ページへつづく→

9C-6.	尿器にカバーをかけ回収できる。	1 2 3 4
9C-7.	排尿量、尿の色や性状、臭気、混濁等を確認できる。	1 2 3 4
9C-8.	個人防護具を外し手指衛生ができる。	1 2 3 4
9C-9.	患者に排尿援助が終了したことを伝えることができる。	1 2 3 4

9D. 介助が必要な女性患者

9D-1.	会陰に尿器の入り口をしっかりと押し当て、周囲への尿の飛散を防止するためにトイレットペーパーを会陰と尿器の間に当てることができる。	1 2 3 4
9D-2.	トイレットペーパーで会陰から肛門に向かって拭くことができる。	1 2 3 4
9D-3.	排尿後の尿器を取り出すことができる。	1 2 3 4
9D-4.	使用したトイレットペーパーをビニール袋に廃棄できる。	1 2 3 4
9D-5.	体位、寝衣、寝具を排尿前の状態に戻すことができる。	1 2 3 4
9D-6.	尿器にカバーをかけ回収できる。	1 2 3 4
9D-7.	排尿量、尿の色や性状、臭気、混濁等を確認できる。	1 2 3 4
9D-8.	個人防護具を外し手指衛生ができる。	1 2 3 4
9D-9.	患者に排尿援助が終了したことを伝えることができる。	1 2 3 4

コメント

12 臥床患者の排便援助

［目的］ベッド上安静が必要な場合や体動が困難で離床ができない患者に於いてベッド上で排便をできる環境を提供すること

［適応］ベッド上安静が必要な患者

［必要物品］

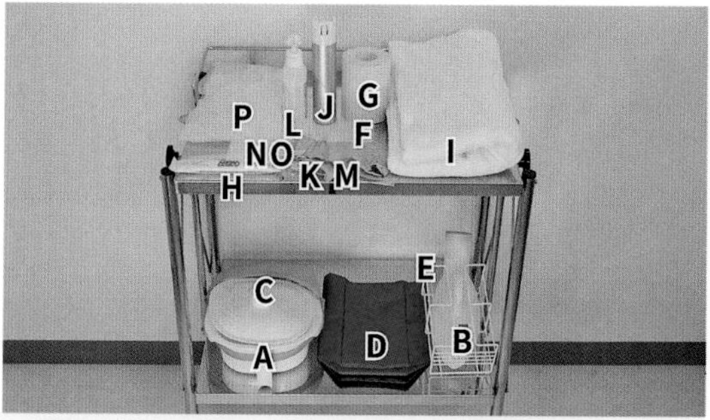

A. 便器
B. 尿器（男性用・女性用）
C. 便器カバー
D. 尿器カバー
E. 尿器掛け
F. ディスポーザブルシーツまたは紙オムツ
・ディスポーザブルタオル（陰部清拭用）
G. トイレットペーパー
H. おしぼり
I. バスタオル
J. 消臭スプレー
K. ビニール袋
L. 手指消毒剤
M. 未滅菌手袋
N. マスク
O. アイガードまたはゴーグル
P. ビニールエプロン

観察

排便量、便の色や性状、臭気
残便感、排便時痛の有無
排便に要した時間、排便間隔
肛門周囲の状態 痔核の有無

異常時の対応

排便中に全身状態の異常があればバイタルサインを測定し医師へ報告する
排便の量や性状などを観察し、異常があれば医師へ報告し記録に残す

確認日　　　年　　　月　　　日

実施者：　　　　　　　　　確認者：

1-できる　2-指導の下でできる　3-演習でできる　4-知識としてわかる

1.	必要物品の準備ができる。	1 2 3 4
2.	便器による排便援助の目的を説明し、同意を得ることができる。	1 2 3 4
3.	本人確認ができる。	1 2 3 4
4.	手指衛生を行い、ビニールエプロン、マスク、アイガードまたはゴーグル、手袋の装着ができる。	1 2 3 4
5.	プライバシーの保護ができる。	1 2 3 4
6.	腹圧をかけやすい排便に適した体位に整えることができる。	1 2 3 4
7.	患者の寝衣を膝の下まで下げ、バスタオルで覆うことができる。	1 2 3 4
8.	ディスポーザブルシーツまたは紙オムツを殿部の下に敷くことができる。	1 2 3 4

9A. 介助が不要な男性患者

9A-1.	殿部の下に便器を差し込むことができる。	1 2 3 4
9A-2.	尿器を渡すことができる。	1 2 3 4
9A-3.	バスタオルを腰の位置から膝下まで覆うことができる。	1 2 3 4
9A-4.	排便中は羞恥心に配慮しナースコールを渡しカーテンや扉をしめ退室できる。	1 2 3 4
9A-5.	ベッドの角度を水平にし、側臥位にして便器を取り出すことができる。	1 2 3 4
9A-6.	肛門及び尿道周囲をトイレットペーパーで拭くことができる。	1 2 3 4

次ページへつづく→

9A-7. 体位、寝衣、寝具を排尿前の状態に戻すことができる。	1 2 3 4
9A-8. 患者におしぼりで手を拭いてもらうことができる。	1 2 3 4
9A-9. 必要に応じて消臭スプレーを使用できる。	1 2 3 4
9A-10. 排便量、便の色や性状、臭気を確認できる。	1 2 3 4
9A-11. 個人防護具を外し手指衛生ができる。	1 2 3 4
9A-12. 患者に排便援助が終了したことを伝えることができる。	1 2 3 4

9B. 介助が必要な男性患者

9B-1. 殿部の下に便器を差し込むことができる。	1 2 3 4
9B-2. 尿器の入り口に陰茎を入れ手で支え、もう片方の手で尿器を支えることができる。	1 2 3 4
9B-3. バスタオルを腰の位置から膝下まで覆うことができる。	1 2 3 4
9B-4. 排便中は羞恥心に配慮しナースコールを渡しカーテンや扉をしめ退室できる。	1 2 3 4
9B-5. ベッドの角度を水平にし、側臥位にして便器を取り出すことができる。	1 2 3 4
9B-6. 肛門及び尿道周囲をトイレットペーパーで拭くことができる。	1 2 3 4
9B-7. 体位、寝衣、寝具を排尿前の状態に戻すことができる。	1 2 3 4
9B-8. 患者におしぼりで手を拭いてもらうことができる。	1 2 3 4
9B-9. 必要に応じて消臭スプレーを使用できる。	1 2 3 4
9B-10. 排便量、便の色や性状、臭気を確認できる。	1 2 3 4
9B-11. 個人防護具を外し手指衛生ができる。	1 2 3 4
9B-12. 患者に排便援助が終了したことを伝えることができる。	1 2 3 4

次ページへつづく→

9C. 介助が不要な女性患者

9C-1.	殿部の下に便器を差し込むことができる。	1	2	3	4
9C-2.	便器の中に排尿するように説明できる。	1	2	3	4
9C-3.	バスタオルを腰の位置から膝下まで覆うことができる。	1	2	3	4
9C-4.	排便中は羞恥心に配慮しナースコールを渡しカーテンや扉をしめ退室できる。	1	2	3	4
9C-5.	ベッドの角度を水平にし、側臥位にして便器を取り出すことができる。	1	2	3	4
9C-6.	肛門及び尿道周囲をトイレットペーパーで拭くことができる。	1	2	3	4
9C-7.	体位、寝衣、寝具を排便前の状態に戻すことができる。	1	2	3	4
9C-8.	患者におしぼりで手を拭いてもらうことができる。	1	2	3	4
9C-9.	必要に応じて消臭スプレーを使用できる。	1	2	3	4
9C-10.	排便量、便の色や性状、臭気を確認できる。	1	2	3	4
9C-11.	個人防護具を外し手指衛生ができる。	1	2	3	4
9C-12.	患者に排便援助が終了したことを伝えることができる。	1	2	3	4

9D. 介助が必要な女性患者

9D-1.	殿部の下に便器を差し込むことができる。	1	2	3	4
9D-2.	会陰に尿器の入り口をしっかりと押し当て、周囲への尿の飛散を防止するためにトイレットペーパーを会陰と尿器の間に当てることができる。	1	2	3	4
9D-3.	バスタオルを腰の位置から膝下まで覆うことができる。	1	2	3	4
9D-4.	排便中は羞恥心に配慮しナースコールを渡しカーテンや扉をしめ退室できる。	1	2	3	4
9D-5.	ベッドの角度を水平にし、側臥位にして便器を取り出すことができる。	1	2	3	4

次ページへつづく→

9D-6.	肛門及び尿道周囲をトイレットペーパーで拭くことができる。	1 2 3 4
9D-7.	体位、寝衣、寝具を排尿前の状態に戻すことができる。	1 2 3 4
9D-8.	患者におしぼりで手を拭いてもらうことができる。	1 2 3 4
9D-9.	必要に応じて消臭スプレーを使用できる。	1 2 3 4
9D-10.	排便量、便の色や性状、臭気を確認できる。	1 2 3 4
9D-11.	個人防護具を外し手指衛生ができる。	1 2 3 4
9D-12.	患者に排便援助が終了したことを伝えることができる。	1 2 3 4

コメント

排泄援助技術 ―― 自然排尿・排便援助

[目的] トイレまでの移動が難しい場合、ベッドサイドにポータブルト
イレを設置し、安全、安楽に排泄させること

[適応] ・歩行困難、歩行が不安定で転倒の危険がある患者の排泄
・室内安静の必要な患者の排泄

[必要物品]

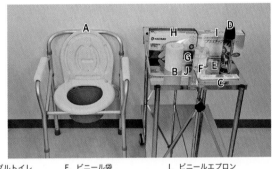

A. ポータブルトイレ
B. トイレットペーパー
C. おしぼり
D. 消臭スプレー
E. ビニール袋
F. 手指消毒剤
G. アイガードまたはゴーグル
H. 未滅菌手袋
I. ビニールエプロン
J. マスク

観察

排便量、便の色や性状、臭気

残便感、排便時痛の有無

排便に要した時間、排便間隔

排便中、後の腹部症状や気分不良の
有無

異常時の対応

ポータブルトイレでの排泄中に気分
不良、意識レベルの低下などの異常
を認めた場合、排泄を中止しベッドに
戻しバイタルサインを測定する。症
状が改善しなければ医師へ報告する

排便、排尿の量や性状に異常があれ
ば医師へ報告し記録に残す

確認日　　　年　　　月　　　日

　　　　　　　　実施者：　　　　　　　　確認者：

1-できる　2-指導の下でできる　3-演習でできる　4-知識としてわかる

排泄援助技術

自然排尿・排便援助

1.	必要物品の準備ができる。	1 2 3 4
2.	ポータブルトイレでの排泄の目的を説明し、同意を得ることができる。	1 2 3 4
3.	本人確認ができる。	1 2 3 4
4.	プライバシーの保護ができる。	1 2 3 4
5.	手指衛生を行い、ビニールエプロン、マスク、アイガードまたはゴーグル、手袋を装着できる。	1 2 3 4
6.	ポータブルトイレをベッドサイドに設置できる。	1 2 3 4
7.	ベッドとポータブルトイレを同じ高さに調整できる。	1 2 3 4
8.	患者が右利きならば、患者の右側にポータブルトイレを設置できる。患者が左利きならば、患者の左側にポータブルトイレを設置できる。	1 2 3 4
9.	患者をベッドサイドに端座位にさせることができる。	1 2 3 4
10.	患者に履物を履かせることができる。	1 2 3 4
11.	患者に看護師の両肩に腕をのせ、看護師の首の後ろで手を組むように説明できる。	1 2 3 4
12.	看護師は患者の腰を支え、身体を密着させたまま立ち上がることができる。	1 2 3 4
13.	患者がポータブルトイレに座れる位置になるように看護師の足を軸にして回転できる。	1 2 3 4
14.	ポータブルトイレに座れる位置で患者の立位が安定したら患者の寝衣と下着を膝下まで下げることができる。	1 2 3 4
15.	患者を便座に座らせることができる。	1 2 3 4

次ページへつづく→

16.	座位が安定するように両足を揃えることができる。	1 2 3 4
17.	ナースコールを渡し、排泄後にナースコールを押すように説明できる。	1 2 3 4
18.	排泄後、必要に応じ陰部、肛門をトイレットペーパーで拭き取ることができる。	1 2 3 4
19.	おしぼりを患者に渡し手を拭いてもらうことができる。	1 2 3 4
20.	患者に看護師の両肩に腕を乗せ、看護師の首の後ろで手を組むように説明できる。	1 2 3 4
21.	看護師は患者の腰を支え、身体を密着させたまま立ち上がることができる。	1 2 3 4
22.	立位が安定したら患者の下着と寝衣を元の状態に戻すことができる	1 2 3 4
23.	患者がベッドに座れる位置になるように看護師の足を軸にして回転できる。	1 2 3 4
24.	患者をベッドに座らせることができる。	1 2 3 4
25.	個人防護具を外し、手指衛生ができる。	1 2 3 4
26.	体位、寝衣、寝具を排泄前の状態に戻すことができる。	1 2 3 4
27.	必要に応じて消臭スプレーを使用できる。	1 2 3 4

コメント

14 導尿法による排尿援助

（看護師2名）

[目的] 尿道からカテーテルを挿入し尿を採取する

[適応] ・自力での排泄が困難（尿閉など）
・尿培養などの検体採取

[必要物品]

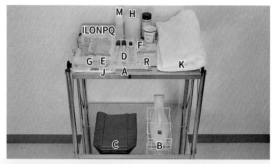

A. 導尿カテーテル　8 Fr前後
B. 尿器
C. 尿器カバー
D. 消毒剤入り綿棒（ポビドン
ヨード/0.05％クロルヘキ
シジングルコン酸製剤）
E. 滅菌ガーゼ
F. 滅菌布または滅菌トレイ
G. 水溶性潤滑剤
H. トイレットペーパー
I. ディスポーザブルシーツ
または紙オムツ
J. ディスポーザブルタオル
（陰部清拭用）
K. バスタオル
L. ビニール袋
M. 手指消毒剤
N. ビニールエプロン
O. マスク
P. アイガードまたはゴーグル
Q. 未滅菌手袋
R. 滅菌手袋

観察	異常時の対応
排尿量、尿の色や性状、臭気、混濁等	導尿カテーテル挿入中に出血や痛みがあれば無理に挿入せず医師へ報告する
残尿感の有無	尿の量や性状の異常の有無を観察する
尿道口や陰部粘膜、皮膚の状態	導尿後に尿道の痛みや排尿時痛が持続する場合は医師へ報告する

確認日　　　年　　　月　　　日

　　　　　　　実施者：　　　　　　　　　確認者：

1-できる　2-指導の下でできる　3-演習でできる　4-知識としてわかる

1.	必要物品の準備ができる。	1 2 3 4
2.	導尿の目的を説明し、同意を得ることができる。	1 2 3 4
3.	本人確認ができる。	1 2 3 4
4.	プライバシーの保護ができる。	1 2 3 4
5.	手指衛生を行い、手袋、ビニールエプロン、マスクを装着できる。	1 2 3 4
6.	ベッドの高さを看護師が処置しやすい高さに調整できる。	1 2 3 4
7.	患者の位置を看護師が処置しやすい位置に引き寄せることができる。	1 2 3 4
8.	実施者の利き手に合わせ、実施者と介助者の立つ場所を調整できる。	1 2 3 4
9.	患者の下半身の寝衣を取り除くことができる。	1 2 3 4
10.	バスタオルをかけ、ディスポーザブルシーツまたは紙オムツを殿部の下に敷くことができる。	1 2 3 4
11.	仰臥位にさせ、肩幅程度に両足を広げてもらうことができる。	1 2 3 4
12.	尿道口や陰部の汚染があれば陰部清拭用ディスポーザブルタオルによる清拭または陰部洗浄を行うことができる。	1 2 3 4
13.	手指衛生後、滅菌手袋を装着できる。	1 2 3 4
14.	ベッドの上に、滅菌布または滅菌トレイを置くことができる。	1 2 3 4
15.	滅菌ガーゼを準備しその上に水溶性潤滑剤を出すことができる。	1 2 3 4

次ページへつづく→

16.	患者の足元に尿器とビニール袋を置くことができる。	1 2 3 4

排泄援助技術

導尿

17A. 男性患者

17A-1.	利き手と反対の手で陰茎をつかみ包皮を近位に下げ外尿道口を露出できる。	1 2 3 4
17A-2.	外尿道口を露出したらその手は離さず保持できる。	1 2 3 4
17A-3.	介助者から消毒剤入り綿棒を受け取ることができる。	1 2 3 4
17A-4.	外尿道口を中心に外側に向け円を描くように2～3周消毒できる。	1 2 3 4
17A-5.	消毒用綿棒を交換し同様の手技を3回実施できる。	1 2 3 4
17A-6.	利き手でカテーテルを介助者から受け取ることができる。	1 2 3 4
17A-7.	水溶性潤滑剤をカテーテル先端6～7cmに塗布できる。	1 2 3 4
17A-8.	患者にカテーテルを挿入することを伝えることができる。	1 2 3 4
17A-9.	カテーテル挿入時、陰茎を90度（垂直）にして引き上げるようにカテーテルを挿入し、15cm程度挿入し抵抗があれば60度の角度で更に5cm挿入し尿の流出を確認できる。	1 2 3 4
17A-10.	尿が流出したらつかんでいた陰茎の手を放し尿道口付近のカテーテルを把持し、尿が完全に流出するのを待つことができる。	1 2 3 4
17A-11.	尿の流出がとまったら、介助者が患者の下腹部をゆっくり下方へ圧迫し残尿を確認できる。	1 2 3 4
17A-12.	カテーテルを折り曲げてゆっくりと抜去し、カテーテルを廃棄できる。	1 2 3 4
17A-13.	陰部清拭用ディスポーザブルタオルで尿道口付近から会陰に向かって拭くことができる。	1 2 3 4

次ページへつづく→

17B. 女性患者

17B-1.	利き手と反対の拇指と示指で小陰唇を開き外尿道口を露出できる。	1 2 3 4
17B-2.	外尿道口を露出したらその手は離さず保持できる。	1 2 3 4
17B-3.	介助者から消毒剤入り綿棒を受け取ることができる。	1 2 3 4
17B-4.	外尿道口から膣口へ向け消毒し、次に左右の小陰唇を上から下に向け消毒できる。	1 2 3 4
17B-5.	消毒用綿棒を交換し同様の手技を3回実施できる。	1 2 3 4
17B-6.	消毒後は固定している手を離さず清潔な状態を保持できる。	1 2 3 4
17B-7.	利き手でカテーテルを介助者から受け取ることができる。	1 2 3 4
17B-8.	患者にカテーテルを挿入することを伝えることができる。	1 2 3 4
17B-9.	水溶性潤滑剤をカテーテル先端6〜7 cmに塗布できる。	1 2 3 4
17B-10.	3〜5 cmカテーテルを挿入し尿の流出を確認できる。	1 2 3 4
17B-11.	尿が流出したら開いていた小陰唇から手を放し小陰唇よりも外側のカテーテルを把持し、尿が完全に流出するのを待つことができる。	1 2 3 4
17B-12.	尿の流出がとまったら、介助者が患者の下腹部をゆっくり下方へ圧迫し残尿を確認できる。	1 2 3 4
17B-13.	カテーテルを折り曲げてゆっくりと抜去し、カテーテルを廃棄できる。	1 2 3 4
17B-14.	陰部清拭用ディスポーザブルタオルで会陰から肛門に向かって拭くことができる。	1 2 3 4

終了時

18.	排尿量、尿の色や性状、臭気、混濁等を確認できる。	1 2 3 4

次ページへつづく→

19.	個人防護具を外し、手指衛生ができる。	1 2 3 4
20.	患者の体位、寝衣、寝具を導尿前の状態に戻すことができる。	1 2 3 4
21.	導尿法による排尿援助が終了したことを伝えることができる。	1 2 3 4
22.	患者の状態に変化はないか観察できる。	1 2 3 4

コメント

⑮ 経尿道的膀胱留置カテーテルの挿入・抜去と管理

(看護師2名)

[目的] 膀胱内にカテーテルを留置し尿を排泄させる

[適応] ・排尿障害（尿閉、尿失禁など）
・創傷感染や創傷の汚染を予防するため
・重症患者で安静や尿量測定が必要な場合

[必要物品]

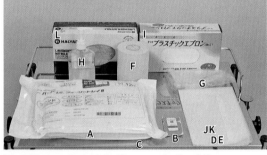

A. フォーリーカテーテルセット
（フォーリーカテーテル（バルーンカテーテル）、滅菌水入りシリンジ、水溶性潤滑剤消毒剤（バード10％ポビドンヨード液）、鑷子、ガーゼ、シーツ、綿球、滅菌手袋、採尿バッグ）
・10 mLのシリンジ
B. 固定用テープ
C. ワゴン
D. 未滅菌ガーゼ
E. ディスポーザブルシーツまたは紙オムツ
・バスタオル
F. トイレットペーパー
G. ビニール袋
H. 手指消毒剤
I. ビニールエプロン
J. マスク
K. アイガードまたはゴーグル
L. 未滅菌手袋

観察

カテーテルの違和感、残尿感、下腹部痛

尿量、尿の性状、血尿の有無、混濁の有無、臭気

尿漏れの有無、外尿道口からの出血の有無

異常時の対応

膀胱留置カテーテル挿入時に痛みや抵抗、出血があれば挿入を中断し医師へ報告する

膀胱留置カテーテル挿入後に出血や痛みが持続する場合、医師へ報告する

排尿量や尿の性状を観察し異常があれば医師へ報告し記録に残す

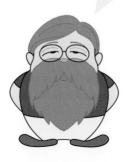

採尿バッグは膀胱よりも低い位置で、床につかないように、必要時カバーをかけ固定するんじゃ。

排泄援助技術 ──── 経尿道的膀胱留置カテーテルの排尿援助

確認日　　　年　　　月　　　日

　　　　　　　　実施者：　　　　　　　確認者：

1-できる　2-指導の下でできる　3-演習でできる　4-知識としてわかる

1.	必要物品の準備ができる。	1 2 3 4
2.	経尿道的膀胱留置カテーテル留置の目的を説明し、同意を得ることができる。	1 2 3 4
3.	本人確認ができる。	1 2 3 4
4.	プライバシーの保護ができる。	1 2 3 4
5.	手指衛生後、ビニールエプロン、マスク、アイガードまたはゴーグル、手袋を装着できる。	1 2 3 4
6.	ベッドの高さを看護師が処置しやすい高さに調整できる。	1 2 3 4
7.	患者の位置を看護師が処置しやすい位置に引き寄せることができる。	1 2 3 4
8.	実施者の利き手に合わせ、実施者と介助者の立つ場所を調整できる。	1 2 3 4
9.	患者の下半身の寝衣を取り除くことができる。	1 2 3 4
10.	バスタオルをかけ、ディスポーザブルシーツまたは紙オムツを殿部の下に敷くことができる。	1 2 3 4
11.	尿道口や陰部の汚染があれば陰部清拭用ディスポーザブルタオルによる清拭または陰部洗浄ができる。	1 2 3 4
12.	手指衛生後、実施者は滅菌手袋を装着できる。	1 2 3 4
13.	フォーリーカテーテルセットをベッドの上に広げることができる。	1 2 3 4
14.	セット内の滅菌シーツを広げることができる。	1 2 3 4
15.	トレイ内の綿球に消毒剤を浸すことができる。	1 2 3 4
16.	トレイ内に水溶性潤滑剤を出すことができる。	1 2 3 4

次ページへつづく→

17.	カテーテルの破損がないか確認できる。	1 2 3 4
18.	採尿バッグの採尿チューブレバーがクランプしていることを確認できる。	1 2 3 4

19A. 男性患者

19A-1.	仰臥位にさせ、肩幅程度に両足を広げてもらうことができる。	1 2 3 4
19A-2.	利き手と反対の手で陰茎をつかみ包皮を近位に下げ外尿道口を露出できる。	1 2 3 4
19A-3.	外尿道口を露出したらその手は離さず保持できる。	1 2 3 4
19A-4.	消毒剤を浸した綿球をトレイから攝子で取り出すことができる。	1 2 3 4
19A-5.	外尿道口を中心に外側に向け円を描くように2〜3周消毒できる。	1 2 3 4
19A-6.	綿球を交換し同様の手技を3回実施できる。	1 2 3 4
19A-7.	水溶性潤滑剤をカテーテル先端6〜7cmに塗布できる。	1 2 3 4
19A-8.	利き手でカテーテルを持つことができる。	1 2 3 4
19A-9.	〈介助者〉清潔な場所に触れないようにカテーテルを保持しながらカテーテルと採尿バッグを誘導できる。	1 2 3 4
19A-10.	患者にカテーテルを挿入することを伝えることができる。	1 2 3 4
19A-11.	カテーテル挿入時、陰茎を90度（垂直）にして引き上げるようにカテーテルを挿入し、15cm程度挿入し抵抗があればが60度の角度で更に5cm挿入し尿の流出を確認できる。	1 2 3 4
19A-12.	尿の流出確認後さらに2〜3cmカテーテルを挿入できる。	1 2 3 4
19A-13.	介助者に滅菌水を注入するよう依頼できる。	1 2 3 4
19A-14.	カテーテルを軽く引っ張り、固定を確認できる。	1 2 3 4

次ページへつづく→

19A-15.	外尿道口やその周囲の消毒剤や潤滑剤を拭き取ることができる。	1 2 3 4
19A-16.	カテーテルを下腹部に固定できる。	1 2 3 4

19B. 女性患者

19B-1.	仰臥位にさせ、両膝を立てて下肢を開いてもらうことができる。	1 2 3 4
19B-2.	利き手と反対の拇指と示指で小陰唇を開き外尿道口を露出できる。	1 2 3 4
19B-3.	外尿道口を露出したらその手は離さず保持できる。	1 2 3 4
19B-4.	消毒剤を浸した綿球をトレイから攝子で取り出すことができる。	1 2 3 4
19B-5.	外尿道口から膣口へ向け消毒し、次に左右の小陰唇を上から下に向け消毒できる。	1 2 3 4
19B-6.	綿球を交換し同様の手技を3回実施できる。	1 2 3 4
19B-7.	消毒後は固定している手を離さず清潔な状態を保持できる。	1 2 3 4
19B-8.	水溶性潤滑剤をカテーテル先端6～7 cmに塗布できる。	1 2 3 4
19B-9.	利き手でカテーテルを持つことができる。	1 2 3 4
19B-10.	〈介助者〉清潔な場所に触れないようにカテーテルを保持しながらカテーテルと採尿バッグを誘導できる。	1 2 3 4
19B-11.	患者にカテーテルを挿入することを伝えることができる。	1 2 3 4
19B-12.	3～5 cmカテーテルを挿入し尿の流出を確認できる。	1 2 3 4
19B-13.	介助者に滅菌水を注入するよう依頼できる。	1 2 3 4
19B-14.	カテーテルを軽く引っ張り、固定を確認できる。	1 2 3 4
19B-15.	外尿道口やその周囲の消毒剤や潤滑剤を拭き取ることができる。	1 2 3 4
19B-16.	カテーテルを左右いずれかの大腿前面に固定できる。	1 2 3 4

次ページへつづく→

男女共通

20.	採尿バッグをベッドサイドに固定できる。	1 2 3 4
21.	排尿量、尿の色や性状、臭気、混濁等を確認できる。	1 2 3 4
22.	個人防護具を外し、手指衛生ができる。	1 2 3 4
23.	患者の体位、寝衣、寝具を元の状態に戻すことができる。	1 2 3 4
24.	膀胱留置カテーテルの挿入が終了したことを伝えることができる。	1 2 3 4
25.	患者の状態に変化はないか観察できる。	1 2 3 4

カテーテル抜去

1.	スタンダードプリコーションを実施できる。	1 2 3 4
2.	カテーテルを固定しているテープを剥がすことができる。	1 2 3 4
3.	バルーン内の滅菌水をバルブからシリンジで全て抜くことができる。	1 2 3 4
4.	尿道口付近に未滅菌ガーゼをあて、カテーテルをゆっくりと抜去できる。	1 2 3 4
5.	抜去したカテーテルを廃棄できる。	1 2 3 4

コメント

16 浣腸

[目的] 直腸内にグリセリンを注入することで腸内水分量の増加、腸蠕動運動の刺激、糞便を軟化、膨張させることで排便・排ガスを促進する

[適応] 便秘の患者、手術・内視鏡検査前の処置（腸内容物の除去）

[必要物品]

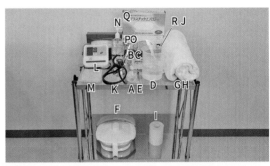

A. グリセリン浣腸
B. 水溶性潤滑剤
C. 不織布ガーゼ
D. ピッチャー・温湯
E. 温度計
F. 便器（ビニールで覆った便器）・ポータブルトイレ
G. 吸水・防水シーツまたは紙オムツ
H. バスタオル1枚
I. トイレットペーパー
J. トレイ
K. 聴診器
L. 血圧計
M. ビニール袋
N. 手指消毒剤
O. アイガードまたはゴーグル
P. 未滅菌手袋
Q. ビニールエプロン
R. マスク

観察	異常時の対応
バイタルサイン	バイタルサインや腹部聴診時の異常があれば浣腸の可否を医師に確認する
排便量、排便の性状、血液混入の有無	チューブ挿入の抵抗や痛み、出血があれば無理して挿入せず医師へ報告する
排ガスの有無	
肛門痛、腹痛、腹部膨満感の有無	浣腸後に出血や腹痛などの異常があれば医師に報告する
腸蠕動音	

確認日　　　年　　　月　　　日

　　　　　　　　実施者：　　　　　　　　確認者：

1-できる　2-指導の下でできる　3-演習でできる　4-知識としてわかる

排池援助技術 ── 浣腸

1.	必要物品の準備ができる。	1 2 3 4
2.	バイタルサインを測定し異常がないことを確認できる。	1 2 3 4
3.	蠕動音の聴診、腹痛・腹部膨満の有無を観察し異常がないことを確認できる。	1 2 3 4
4.	ピッチャーに50℃の温湯を準備しグリセリン浣腸液を3〜3分30秒間温めることができる。	1 2 3 4
5.	プライバシーを保護できる。	1 2 3 4
6.	グリセリン浣腸の目的を説明し、同意を得ることができる。	1 2 3 4
7.	本人確認ができる。	1 2 3 4
8.	手指衛生を行い、ビニールエプロン、マスク、アイガードまたはゴーグル、手袋を装着できる。	1 2 3 4
9.	ベッドの高さを看護師が処置しやすい高さに調整できる。	1 2 3 4
10.	バスタオルで患者の露出部分が最小限になるように覆うことができる。	
11.	患者の寝衣を膝の下まで下げ、殿部を露出できる。	1 2 3 4
12.	患者を左側臥位にし、膝を前方に軽く曲げた姿勢にできる。	1 2 3 4
13.	吸水・防水シーツまたは紙オムツを患者の殿部の下に敷くことができる。	1 2 3 4
14.	肛門周囲を観察し、痔核や直腸脱などの異常の有無を観察できる。	1 2 3 4

次ページへつづく→

15.	チューブ先端についているキャップを外すことができる。	1 2 3 4
16.	グリセリン浣腸液内にある空気をチューブ先端に誘導し押し出すことができる。	1 2 3 4
17.	ストッパーを6 cmの位置に固定できる。	1 2 3 4
18.	チューブ先端から6 cmまで水溶性潤滑剤を十分に塗布できる。	1 2 3 4
19.	使用後のグリセリン浣腸などを廃棄するビニール袋を手に届く位置に準備できる。	1 2 3 4
20.	患者にチューブを肛門から挿入することを伝え、口呼吸で息をゆっくり吐きながら呼吸するように説明できる。	1 2 3 4
21.	息を吐いているタイミングでチューブを2～3 cmゆっくり抵抗がないことを確認しながら挿入できる。	1 2 3 4
22.	2～3 cm挿入し問題なければ5～6 cmチューブを挿入し、片方の手でストッパーを固定できる。	1 2 3 4
23.	浣腸液60 mLあたり20秒以上かけて、ゆっくり注入できる。	1 2 3 4
24.	浣腸液を注入したらトイレットペーパーで肛門を圧迫しながらゆっくりチューブを抜くことができる。	1 2 3 4
25.	使用済みのグリセリン浣腸液をビニール袋に廃棄できる。	1 2 3 4
26.	肛門に付着している潤滑剤を拭き取ることができる。	1 2 3 4
27.	トイレットペーパーをビニール袋に廃棄できる。	1 2 3 4
28.	吸水・防水シーツを外すことができる。	1 2 3 4
29.	個人防護具を外し手指衛生ができる。	1 2 3 4
30.	寝衣、寝具を整え、ベッドの高さを元の状態に戻すことができる。	1 2 3 4
31.	浣腸が終了したことを伝え、患者の状態に変化がないか観察できる。	1 2 3 4

次ページへつづく→

32.	患者にナースコールを渡し、できるだけ便意を我慢してから排泄するように説明できる。	1 2 3 4
33.	自立している患者ではトイレまたはポータブルトイレで排泄させることができる。ベッド上安静が必要な患者では便器またはオムツに排泄させることができる。	1 2 3 4
34.	排便量、便の性状、血液混入の有無、排ガスの有無を観察できる。	1 2 3 4
35.	バイタルサインを測定し異常がないことを確認できる。	1 2 3 4
36.	蠕動音の聴診、腹痛・腹部膨満の有無を観察し異常がないことを確認できる。	1 2 3 4

コメント

❶❼ 摘便

[目的] 何らかの理由で腹圧がかけられず直腸内の便を排泄できない患者に対し指を用い便を摘出する

[適応] 麻痺、脊髄損傷、直腸機能障害などにより腹圧がかけられず直腸内の便を排泄できない患者に対し指を用い便を摘出するのが摘便である

[必要物品]

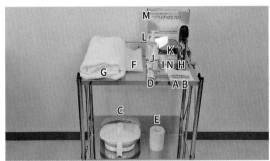

A. 水溶性潤滑剤
B. 不織布ガーゼ
C. 便器(ビニールで覆った便器)
D. おしりふき
E. トイレットペーパー
F. 吸水・防水シーツまたは紙オムツ
G. バスタオル1枚
H. 消臭スプレー・トレイ
I. ビニール袋
J. 手指消毒剤
K. アイガードまたはゴーグル
L. 未滅菌手袋
M. ビニールエプロン
N. マスク

観察

バイタルサイン(血圧、脈拍)	腸蠕動音
排便量、排便の性状、血液混入の有無	
肛門周囲からの出血の有無	
排ガス、肛門痛、腹痛・腹部膨満感の有無	

異常時の対応

摘便実施時・後に出血や腹痛などの異常があれば医師に報告する

70

確認日　　年　　　月　　　日

　　　　　　実施者：　　　　　　　　確認者：

1-できる　2-指導の下でできる　3-演習でできる　4-知識としてわかる

1.	必要物品の準備ができる。	1 2 3 4
2.	プライバシーを保護できる。	1 2 3 4
3.	摘便の目的を説明し、同意を得ることができる。	1 2 3 4
4.	本人確認ができる。	1 2 3 4
5.	ベッドの高さを看護師が処置しやすい高さに調整できる。	1 2 3 4
6.	手指衛生を行い、ビニールエプロン、マスク、アイガードまたはゴーグル、手袋を装着できる。	1 2 3 4
7.	摘便を行う側の手に未滅菌手袋を二重に装着できる。	1 2 3 4
8.	バスタオルで患者の露出部分を最小限になるように覆うことができる。	1 2 3 4
9.	患者の寝衣を脱げせ、殿部を露出できる。	1 2 3 4
10.	便器またはオムツ、トイレットペーパーを手の届く範囲に準備できる。	1 2 3 4
11.	肛門周囲を観察し、痔核や直腸脱などの異常の有無を観察できる。	1 2 3 4
12.	不織布ガーゼの上に水溶性潤滑剤を出し、摘便を行う指に満遍なく塗布できる。	1 2 3 4
13.	肛門に指を挿入することを患者に伝えることができる。	1 2 3 4
14.	指の挿入時には口呼吸で息をゆっくり吐きながら呼吸するように説明できる。	1 2 3 4
15.	人差し指を直腸に挿入し便塊の有無を確認できる。	1 2 3 4
16.	直腸内の便を崩しながらかき出すことができる。	1 2 3 4
17.	摘出した便を便器またはオムツに廃棄できる。	1 2 3 4

排泄援助技術

——

摘便

次ページへつづく→

18.	摘便が終了したら摘便を実施した側の手袋を1枚外し廃棄できる。	1 2 3 4
19.	肛門周囲をトイレットペーパーとおしりふきで清拭できる。	1 2 3 4
20.	吸水・防水シーツを外すことができる。	1 2 3 4
21.	個人防護具を外し、手指衛生ができる。	1 2 3 4
22.	寝衣、寝具を整え、ベッドの高さを元の状態に戻すことができる。	1 2 3 4
23.	摘便が終了したことを伝え、患者の状態に変化がないか観察できる。	1 2 3 4
24.	必要に応じて消臭スプレーを使用できる。	1 2 3 4

コメント

18 ストーマ装具の交換

[目的]
・定期的または装具からの排泄物の漏れがある場合にストーマ装具を交換する
・ストーマと周囲の皮膚の状態をチェックする
・ストーマと周囲の皮膚に異常がないかどうか観察する

[適応] ストーマ (コロストミー) のある患者で装具交換が自立していない患者

[必要物品]

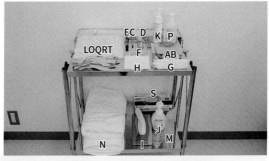

A. 新しい装具 (ワンピース型、ツーピース型)
B. 新しいストーマ袋
C. ストーマ装具用剪刀
D. ゲージあるいはノギス
E. 油性ペン
F. 剥離剤
・固定用テープ
G. 温めたディスポーザブルタオル
H. 不織布ガーゼ
I. ティッシュペーパー
J. 洗浄剤 (洗い流しが必要なタイプ)
K. 洗浄剤 (洗い流しが不要なタイプ)
L. 吸水・防水シーツ
M. 微温湯の入ったシャワーボトル (洗浄後、湯で洗い流す場合)
N. バスタオル2枚
O. ビニール袋
P. 手指消毒剤
Q. マスク
R. アイガードまたはゴーグル
S. 未滅菌手袋
T. ビニールエプロン

観察	異常時の対応
ストーマの色や形、サイズ、排泄口の高さ、浮腫の有無	ストーマの浮腫や色調、出血の有無、ストーマ周囲の皮膚の状態を観察し異常があれば皮膚・排泄ケア認定看護師や医師へ報告する
ストーマ近接部、皮膚保護剤部、皮膚保護剤外部の皮膚合併症の有無（発赤、びらん、潰瘍、感染）	排便の量や性状を観察し異常があれば医師へ報告する
ストーマ早期合併症の有無（ストーマ粘膜皮膚接合部離開、壊死、脱落、循環障害、出血）	ストーマ装具からの便の漏れがある場合は適切な装具選択を皮膚・排泄ケア認定看護師に相談する

確認日　　　年　　　月　　　日

実施者：　　　　　　　　確認者：

1-できる　2-指導の下でできる　3-演習でできる　4-知識としてわかる

排泄援助技術

──── ストーマ

1.	必要物品の準備ができる。	1 2 3 4
2.	ストーマ処置の説明をし、同意を得ることができる。	1 2 3 4
3.	本人確認ができる。	1 2 3 4
4.	プライバシーを保護できる。	1 2 3 4
5.	手指衛生を行い、手袋、ビニールエプロン、マスク、アイガードまたはゴーグル、手袋を装着できる。	1 2 3 4
6.	ベッドの高さを看護師が処置しやすい高さに調整できる。	1 2 3 4
7.	安楽な体位に整えることができる。	1 2 3 4
8.	汚染しないように、寝衣や寝具を調整できる。	1 2 3 4
9.	ストーマ周囲の皮膚を洗浄することによって汚染されると予測される部位の下に吸水・防水シーツを敷くことができる。	1 2 3 4
10.	ビニール袋をストーマ袋の下に置くことができる。	1 2 3 4

11A. 面板を交換せずに排泄物だけを廃棄する場合

11A-1.	ストーマ袋内の排泄物をビニール袋に廃棄し、処理できる。	1 2 3 4

11B. 面板を交換する場合

11B-1.	片方の手でストーマ周囲の皮膚を押さえ、もう片方の手で面板をゆっくりと剥がすことができる。	1 2 3 4
11B-2.	ストーマ周囲の皮膚が脆弱な場合、剥離剤で面板を剥がすことができる。	1 2 3 4

次ページへつづく→

11B-3.	面板を剥がした皮膚の状態を観察できる。	1 2 3 4
11B-4.	剥がした面板を観察し、面板の膨潤部位あるいは溶解部位やその方向を確認できる。	1 2 3 4
11B-5.	剥がした面板をビニール袋に廃棄できる。	1 2 3 4
11B-6.	ストーマとその周囲の排泄物を不織布ガーゼで拭き取ることができる。	1 2 3 4

11B-7a. 洗浄あり：洗浄後湯で洗い流す場合

11B-7a-1.	ストーマとその周囲の皮膚をシャワーボトルに入った微温湯で軽く洗浄できる。	1 2 3 4
11B-7a-2.	洗浄剤を泡立て、ストーマ周囲の皮膚を洗浄できる。	1 2 3 4
11B-7a-3.	洗浄剤と排泄物を微温湯で洗い流すことができる。	1 2 3 4
11B-7a-4.	不織布ガーゼでストーマ周囲の皮膚とストーマの水分を拭き取ることができる。	1 2 3 4

11B-7b. 洗浄なし：洗い流し不要の洗浄剤を使用する場合（シルティ）

11B-7b-1.	洗浄剤（シルティ）でストーマ周囲の皮膚を洗浄できる。	1 2 3 4
11B-7b-2.	不織布ガーゼでストーマ周囲の皮膚とストーマの水分を拭き取ることができる。	1 2 3 4

11B-8. ストーマ装具の装着

11B-8-1.	未滅菌手袋の交換ができる。	1 2 3 4
11B-8-2.	ストーマにノギスをあて、ストーマのサイズを測定できる（縦・横・高さ）。	1 2 3 4
11B-8-3.	新しい面板の裏紙に測定したストーマのサイズをマークし形を描くことができる。	1 2 3 4
11B-8-4.	描いた形に沿って面板をカットできる。	1 2 3 4

次ページへつづく→

11B-8-5.	面板の裏紙を剥がさず、一度面板をストーマに合わせてカットサイズを確認できる。	1 2 3 4
11B-8-6.	面板の裏紙を剥がし、面板を貼ることができる。	1 2 3 4
11B-8-7.	排泄口を閉じることができる。	1 2 3 4

終了時

12.	個人防護具を外し、手指衛生ができる。	1 2 3 4
13.	患者の寝衣と寝具を整えることができる。	1 2 3 4
14.	ストーマの処置が終了したことを伝え、患者の状態に変化はないかを観察できる。	1 2 3 4

コメント

（失禁関連皮膚炎）

[目的] IADの観察、IADの治癒促進、IAD部の痛みの緩和

[適応] IADを有する患者

[必要物品]

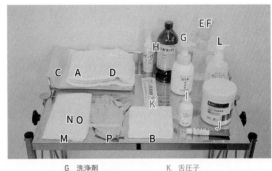

A. オムツ
B. 不織布ガーゼ
C. 吸水・防水シーツ
D. ビニール袋

●洗浄が必要な場合
E. 洗浄ボトル
F. 微温湯

G. 洗浄剤
●亜鉛華軟膏を除去する場合
H. オリーブ油や肛門洗浄油
●びらんや潰瘍がある場合
I. 粉状皮膚保護剤
●必要な軟膏類
J. 亜鉛華軟膏やアズノール等

K. 舌圧子
●個人防護具
L. 手指消毒剤
M. ビニールエプロン
N. マスク
O. アイガードまたはゴーグル
P. 未滅菌手袋

観察

IAD部	IAD発生部位、IADの重症度 （発赤・びらん・潰瘍）
自覚症状	IAD部の灼熱感・痛み・掻痒感
尿の性状	浮遊物、混濁の有無、臭気
便の性状	ブリストルスケール（排泄援助の基本的知識参照）

異常時の対応

IADが悪化したとき

①医師に報告し、原因と処置方法を検討する
②状況に応じて皮膚科医、皮膚・排泄ケア認定看護師にコンサルテーションする

確認日　　　年　　　月　　　日

　　　　　　　実施者：　　　　　　　　　　確認者：

1-できる　2-指導の下でできる　3-演習でできる　4-知識としてわかる

1.	必要物品の準備ができる。	1 2 3 4
2.	本人確認ができる。	1 2 3 4
3.	IAD処置の目的を説明し、同意を得ることができる。	1 2 3 4
4.	手指衛生を行い、手袋、ビニールエプロン、ゴーグル、マスクを装着できる。	1 2 3 4
5.	IAD全体が見える、安楽な体位に整えることができる。	1 2 3 4
6.	汚染しないように、吸水・防水シーツを敷き、寝衣や寝具を調整できる。	1 2 3 4
7.	ビニール袋を近くに置くことができる。	1 2 3 4
8.	陰部の観察ができる。	1 2 3 4
9.	IAD部の洗浄ができる。	1 2 3 4
10.	不織布ガーゼ等で押さえるように水分が除去できる。	1 2 3 4
11.	手袋の交換ができる。	1 2 3 4
12.	IAD部に薬剤を塗布できる。	1 2 3 4
13.	吸水・防水シーツをはずし、新しいオムツに交換できる。	1 2 3 4
14.	個人防護具を外し、手指衛生ができる。	1 2 3 4
15.	患者の寝衣と寝具を整えることができる。	1 2 3 4

コメント

排泄援助技術

IAD（失禁関連皮膚炎）

⑳ 歩行介助

[目的] 安全な移動のサポート、早期回復の促進、自立支援

[適応] ・手術後や高齢者など転倒のリスクが高い患者
　　　 ・装具装着など、自力での体動が制限されている患者
　　　 ・認知機能の低下により、歩行自立が難しい患者

[必要物品]

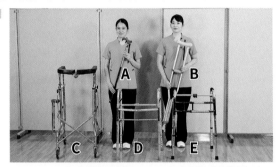

A. 杖　　　　　　　　C. 車輪付き歩行器　　　E. 車輪なし歩行器（ピック
B. 松葉杖　　　　　　D. 車輪なし歩行器（交互型）　　アップ型）

観察	
症状の有無	バイタルサインの変動、疲労感などの自覚症状
歩行状態	ふらつきや、歩行補助具の使用状況

異常時の対応

ふらついたときの対応

椅子があれば椅子に座らせる。その際、患者の体を介助者の体に引き寄せ、両腋窩またはズボンを持つなどして座らせる。
椅子がなければゆっくりと床に座らせる。床に座らせる際は、患者の背部から腰または腋窩を支え、頭部を保護しながら座らせる。車いすまたはストレッチャーで移動する。

確認日　　年　　月　　日

　　　　　　実施者：　　　　　　　　確認者：

1-できる　2-指導の下でできる　3-演習でできる　4-知識としてわかる

1. 準備

1-1.	移動の目的を説明し、同意を得ることができる。	1　2　3　4
1-2.	本人確認ができる。	1　2　3　4
1-3.	患者の状態を観察し、歩行の方法を決定し、必要時歩行補助具を準備できる。	1　2　3　4
1-4.	踵を覆う靴を履いているか確認できる。	1　2　3　4

2A. 歩行補助具を使用しない場合

2A-1.	立位で患者の半歩後方に立ち、腋窩と手掌に手を添えることができる。	1　2　3　4
2A-2.	歩行開始前に足踏みを行うことができる。	1　2　3　4
2A-3.	患者と歩調を合わせて歩くことができる。	1　2　3　4

2B. 杖を使用する場合

2B-1.	杖の長さを確認（調整）できる。	1　2　3　4
2B-2.	患者の杖を使用しない側に立ち、腋窩に手を添えることができる。	1　2　3　4
2B-3.	患者と歩調を合わせて歩くことができる。	1　2　3　4

2C. 肘当て付き四輪歩行器を使用する場合

2C-1.	歩行器の左右の高さがあっているか目視で確認し、緩みがないかを体重をかけて確認できる。	1　2　3　4

次ページへつづく→

| 2C-2. 歩行器の高さを確認（調整）できる。 | 1 2 3 4 |
| 2C-3. 患者の後方に立ち、両腋窩に手を添え、歩調を合わせて歩くことができる。 | 1 2 3 4 |

2D. 車輪なし歩行器を使用する場合

| 2D-1. 歩行器の高さを確認（調整）できる。 | 1 2 3 4 |
| 2D-2. 患者の後方に立ち、歩調を合わせて歩くことができる。 | 1 2 3 4 |

2E. 松葉杖を使用する場合

2E-1. 患者の健脚の筋力、バランスなど、松葉杖の使用が可能か判断できる。	1 2 3 4
2E-2. 脇をしめて、腕と体幹で松葉杖を固定するように説明できる。	1 2 3 4
2E-3. 松葉杖の高さを確認（調整）できる。	1 2 3 4
2E-4a. 患側非荷重の場合、その場で前後にステップをして、歩行可能な能力が備わっているかを評価できる。	1 2 3 4
2E-4b. 両松葉杖の場合、患者の両肩を後方より軽く支え、歩調をあわせて歩行できる。	1 2 3 4
2E-4c. 片松葉杖の場合、患者の松葉杖を使用しない側に立ち、腋窩に手を添え、歩調をあわせて歩行できる。	1 2 3 4
2E-5. 松葉杖を正しく操作できているかを確認できる。	1 2 3 4

3. 終了後

| 3-1. 体調変化がないか観察できる。 | 1 2 3 4 |

コメント

21 車椅子への移乗と移送

[目的] 安全な移動のサポート、安全確保、早期回復の促進、自立支援

[適応]
・座位は困難だがバイタルが安定し覚醒度の向上が必要な患者
・座位が可能で歩行が困難な患者
・座位が可能で歩行が制限されている患者
・手術後や高齢者など早期回復や自立支援のために離床が必要な患者

[車椅子の種類と各部の名称]

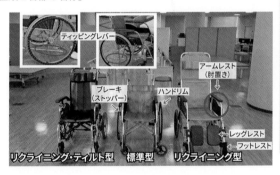

観察	
症状の有無	バイタルサインの変動、疲労感などの自覚症状
移乗時の状態	移乗時の身体の可動性

異常時の対応
車椅子乗車中に気分不快を訴えた時の対応
ベッドへ移乗し、バイタルサインと自覚・他覚症状を確認する。

確認日　　　年　　　月　　　日

　　　　　　　　　実施者：　　　　　　　　確認者：

1-できる　2-指導の下でできる　3-演習でできる　4-知識としてわかる

開始時

1.	車椅子移乗の目的と方法を説明し、同意を得ることができる。	1　2　3　4
2.	本人確認ができる。	1　2　3　4
3.	患者の状態を観察できる。	1　2　3　4

4A. ベッドから車椅子へ移乗する場合：軽介助の患者の場合

4A-1.	車椅子のフットレストを上げた状態で、ベッドに対して20～30度の位置に置くことができる。	1　2　3　4
4A-2.	車椅子のブレーキをかけることができる。	1　2　3　4
4A-3.	ベッドの端に浅く座らせることができる。	1　2　3　4
4A-4.	車椅子寄りに殿部を斜めに位置させ、足の向きを整えることができる。	1　2　3　4
4A-5.	車椅子の高さがベッドより低い位置にあるかを確認できる。	1　2　3　4
4A-6.	足底部が床についているか、踵を覆う靴を履いているか確認できる。	1　2　3　4
4A-7.	患者に車椅子の肘置きに掴まってもらい、介助者は患者の腋窩と腰に手を添えることができる。	1　2　3　4
4A-8.	患者の上半身を前に倒し、車椅子方向へ回転させながら車椅子へ移乗できる。	1　2　3　4
4A-9.	患者をシートに深く座らせることができる。	1　2　3　4
4A-10.	フットレストを下ろし、足を乗せることができる。	1　2　3　4
4A-11.	めまいや気分不快などの症状を確認し、座位姿勢が安定していることを確認できる。	1　2　3　4

次ページへつづく→

4B. ベッドから車椅子へ移乗する場合：麻痺のある患者の場合

4B-1. 車椅子のフットレストを上げた状態で、患者の健側に車椅子を置くことができる。　1 2 3 4

4B-2. 車椅子のブレーキをかけることができる。　1 2 3 4

4B-3. 車椅子の高さがベッドより低い位置にあるかを確認できる。　1 2 3 4

4B-4. 患者の足底が接地するところまで、ベッドの端に浅く座らせることができる。　1 2 3 4

4B-5. 車椅子寄りに殿部を斜めに位置させ、足の向きを整えることができる。　1 2 3 4

4B-6. 車椅子のフットレストが患者の下腿の後ろに入るところまで車椅子を近づけることができる。　1 2 3 4

4B-7. 患者の正面に立ち、患者の患側膝関節を支えることができる。　1 2 3 4

4B-8. 患者の腋窩と腰に手を添え、可能なら健側の腕を介助者の肩にまわしてもらうことができる。　1 2 3 4

4B-9. 患者の上半身を前に倒し、車椅子方向へ回転させながら車椅子へ移乗できる。　1 2 3 4

4B-10. 患者をシートに深く座らせることができる。　1 2 3 4

4B-11. フットレストを下ろし、足を乗せることができる。　1 2 3 4

4B-12. めまいや気分不快などの症状を確認し、座位姿勢が安定していることを確認できる。　1 2 3 4

4C. ベッドから車椅子へ移乗する場合：片足で立ち上がれない免荷が必要な患者の場合

4C-1. 車椅子のフットレストを上げた状態で、患者の健側に車椅子を置くことができる。　1 2 3 4

4C-2. 車椅子のブレーキをかけることができる。　1 2 3 4

4C-3. 車椅子の高さがベッドより低い位置にあるかを確認できる。　1 2 3 4

次ページへつづく→

4C-4.	患者の足底が接地するところまで、ベッドの端に浅く座らせることができる。	1 2 3 4
4C-5.	車椅子寄りに殿部を斜めに位置させ、足の向きを整えることができる。	1 2 3 4
4C-6.	車椅子のフットレストが患者の下腿の後ろに入るところまで車椅子を近づけることができる。	1 2 3 4
4C-7.	患側は接地しないように伸展させたまま抱え、患者の健側膝関節を支えることができる。	1 2 3 4
4C-8.	患者の腋窩と患脚を持ち、可能なら健側の腕を介助者の肩にまわしてもらうことができる。	1 2 3 4
4C-9.	患者に健脚で立ち上がりを促し、車椅子方向へ回転させながら車椅子へ移乗できる。	1 2 3 4
4C-10.	患者をシートに深く座らせることができる。	1 2 3 4
4C-11.	患脚のレッグレストを上げ患脚を挙上し、健側のフットレストを下ろし、健脚を乗せることができる。	1 2 3 4
4C-12.	めまいや気分不快などの症状を確認し、座位姿勢が安定していることを確認できる。	1 2 3 4

5A. エレベーター乗車する場合

5A-1.	エレベーター前で、後輪を支点にして方向転換し、後ろ向きになることができる。	1 2 3 4
5A-2.	ブレーキをかけ、エレベーターの「開延長」ボタンを押すことができる。	1 2 3 4
5A-3.	ブレーキを解除し、エレベーターに移動できる。	1 2 3 4
5A-4.	エレベーターの昇降中はブレーキをかけることができる。	

5B. 坂を下る場合

5B-1.	坂の前で、後輪を支点にして方向転換し、後ろ向きになることができる。	1 2 3 4
5B-2.	ゆっくりと後ろ向きで下りることができる。	1 2 3 4

次ページへつづく→

5C. 段差を上がる場合

5C-1. 段差の手前で、患者の背中を背もたれにつけ、重心を後ろにして、ティッピングレバーを踏んで前輪を持ち上げることができる。　1 2 3 4

5C-2. 段の上に前輪を乗せることができる。　1 2 3 4

5C-3. 後輪を浮かせて段差を乗り越えることができる。　1 2 3 4

5D. 段差を下りる場合

5D-1. 段差の手前で、後輪を支点にして方向転換し、後ろ向きになることができる。　1 2 3 4

5D-2. ゆっくりと後輪を下ろし、ティッピングレバーを踏んで前輪を上げ、段差を下りることができる。　1 2 3 4

6A. 車椅子からベッドへ戻る場合：軽介助の患者の場合

6A-1. 車椅子をベッドに対して20〜30度の角度でつけ、ブレーキをかけることができる。　1 2 3 4

6A-2. フットレストを上げて足を下ろすことができる。　1 2 3 4

6A-3. 車椅子の端に浅く座らせることができる。　1 2 3 4

6A-4. 患者に車椅子の肘置き、またはベッド柵に掴まってもらい、介助者は患者の腋窩と腰に手を添えることができる。　1 2 3 4

6A-5. 患者の上半身を前に倒し、ベッド方向へ回転させながらベッドへ移乗できる。　1 2 3 4

6A-6. 患者をベッドに深く座らせることができる。　1 2 3 4

6A-7. 安楽な体位を整えることができる。　1 2 3 4

6A-8. 体調変化がないか観察できる。　1 2 3 4

次ページへつづく→

6B. 車椅子からベッドへ戻る場合：麻痺のある患者の場合

6B-1. 患者の健側がベッド側になるように、車椅子を設置し、ブレーキをかけることができる。　1　2　3　4

6B-2. フットレストを上げて足を下ろすことができる。　1　2　3　4

6B-3. ベッドの高さが車椅子より低い位置にあるかを確認できる。　1　2　3　4

6B-4. 車椅子に浅く座らせることができる。　1　2　3　4

6B-5. 患者の患側膝関節を支えることができる。　1　2　3　4

6B-6. 患者の腋窩と殿部を支え、患者に介助者の肩に腕をまわしてもらうことができる。　1　2　3　4

6B-7. 患者の上半身を前に倒し、ベッド方向へ回転させながらベッドへ移乗できる。　1　2　3　4

6B-8. 患者をベッドに深く座らせることができる。　1　2　3　4

6B-9. 安楽な体位を整えることができる。　1　2　3　4

6B-10. 体調変化がないか観察できる。　1　2　3　4

6C. 車椅子からベッドへ戻る場合：片足で立ち上がれない免荷が必要な患者の場合

6C-1. 患者の健側がベッド側になるように、車椅子を設置し、ブレーキをかけることができる。　1　2　3　4

6C-2. ベッドの高さが車椅子より低い位置にあるかを確認できる。　1　2　3　4

6C-3. 健脚をフットレストからおろし、患脚は介助者の大腿部に乗せるなどして、挙上したままレッグレストをおろすことができる。　1　2　3　4

6C-4. 車椅子に浅く座らせることができる。　1　2　3　4

6C-5. ベッド寄りに殿部を斜めに位置させ、足の向きを整えることができる。　1　2　3　4

6C-6. 患者の健側膝関節を支えることができる。　1　2　3　4

6C-7.	患者の腋窩と患脚を支え、患者に介助者の肩に腕をまわしてもらうことができる。	1 2 3 4
6C-8.	患者に健脚で立ち上がりを促し、ベッド方向へ回転させながらベッドへ移乗できる。	1 2 3 4

終了時

7.	車椅子を取り除くことができる。	1 2 3 4
8.	患者をベッドに深く座らせることができる。	1 2 3 4
9.	安楽な体位を整えることができる。	1 2 3 4
10.	体調変化がないかを観察できる。	1 2 3 4

コメント

ストレッチャーへの移乗と移送

[目的] 安全な移動のサポート

[適応] ・歩行や座位が困難で移動が必要な患者
　　　・歩行や座位が制限されているが移動が必要な患者

[必要物品]

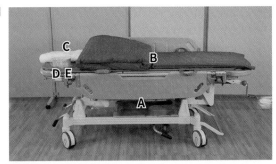

A. ストレッチャー　　　　　C. バスタオル
B. 移動用マットまたはスラ　D. ガーグルベースン
　　イディングボード　　　　E. ビニール袋

観察	
症状の有無	バイタルサインの変動、疲労感などの自覚症状
移乗時の状態	移乗時の身体の可動性

異常時の対応
ストレッチャー搬送中に気分不快を訴えた時の対応
ストレッチャーを止め、バイタルサインと自覚・他覚症状を確認する
嘔気があり、嘔吐しそうであれば、側臥位とし、ガーグルベースンを口元にあて、窒息や誤嚥を予防する
症状が落ち着くまで待つ

確認日　　　年　　　月　　　日

　　　　　　　実施者：　　　　　　　　確認者：

1-できる　2-指導の下でできる　3-演習でできる　4-知識としてわかる

開始時

1.	ストレッチャー移乗の目的と方法を説明し、同意を得ることができる。	1 2 3 4
2.	本人確認ができる。	1 2 3 4
3.	患者の状態を観察できる。	1 2 3 4
4.	移乗方法にあわせた人員を確保できる。	1 2 3 4
5.	移動用マットやスライディングボード、またはバスタオルを患者の背部に敷くことができる。	1 2 3 4
6.	ベッドの横にストレッチャーを置き、ベッドとストレッチャーのストッパーがかかっていることを確認できる。	1 2 3 4
7.	ストレッチャーに患者を移乗させることができる。	1 2 3 4
8.	ストレッチャーの柵およびストレッチャーベルトを着用できる。	1 2 3 4
9.	体位を整え、気分不快などの症状を確認できる。	1 2 3 4
10.	移動時は、進行方向に向かって足側を前にして進むことができる。	1 2 3 4

終了時

1.	移動用マットやスライディングボード、またはバスタオルを患者の背部に敷くことができる。	1 2 3 4
2.	ベッドの横にストレッチャーを置き、ベッドとストレッチャーのストッパーがかかっていることを確認できる。	1 2 3 4
3.	ベッドへ移乗させることができる。	1 2 3 4
4.	体位を整え、気分不快などの症状を確認できる。	1 2 3 4

活動・休息援助技術 ── 歩行介助・移動の介助・移送

㉓ 体位調整

(看護師2人)

[目的] 褥瘡予防、呼吸機能低下の予防、循環機能の向上、関節拘縮予防、心身のリラクセーション

[適応] 自力での体位調整が困難な患者、自力での体動が制限されている患者、体位で呼吸機能や循環機能の改善が期待できる患者

[必要物品]

A. 体位調整用枕　　　C. ポジショニンググローブ　　D. 手指消毒剤
B. バスタオル　　　　　　(必要時)　　　　　　　　　E. マスク

観察

全身状態	意識状態、バイタルサインの変動、身体の可動性など
患者の反応	体位調整による苦痛や呼吸困難感などの自覚症状
留置物	留置物の位置異常、固定状況

異常時の対応

皮膚トラブルが出現している場合: 皮膚トラブル部位の接触物(対側上下肢含む)を確認し、接触を避けるように安楽枕などで調整する。体圧分散寝具を検討する

体位調整後にすぐに姿勢が崩れてしまう場合: 安楽でない可能性があるため、安楽な体位(機能的な体位)であるかを確認し、調整する。痛みがある場合は原因を検討し、創部痛など体位以外の原因であれば鎮痛剤の使用を医師へ相談する

確認日　　年　　　月　　　日

　　　　　　　　実施者：　　　　　　　　確認者：

1-できる　2-指導の下でできる　3-演習でできる　4-知識としてわかる

開始時

1.	体位調整の目的を説明し、同意を得ることができる。	1 2 3 4
2.	本人確認ができる。	1 2 3 4
3.	手指衛生を行い、マスクを装着できる。	1 2 3 4
4.	患者の状態を観察できる。	1 2 3 4
5.	患者の留置物を確認できる。	1 2 3 4

6A. 水平移動

6A-1.	頭部の枕の位置を移動する側へ移動できる。	1 2 3 4
6A-2.	患者は両腕を組み、膝を屈曲できる。	1 2 3 4
6A-3.	患者の肩甲帯と骨盤帯を支え、水平移動できる。	1 2 3 4
6A-4.	組んでいた腕と足を伸ばし、体位や寝衣を整えることができる。	1 2 3 4

6B. 上方移動

6B-1.	頭部の枕をはずすことができる。	1 2 3 4
6B-2.	患者は両腕を組み、膝を屈曲する姿勢に調整できる。	1 2 3 4
6B-3.	患者の肩甲帯と骨盤帯を支え、上方へ移動できる。	1 2 3 4
6B-4.	組んでいた腕と足を伸ばし、体位や寝衣を整えることができる。	1 2 3 4

次ページへつづく→

6C. 仰臥位から側臥位

6C-1.	水平移動で、側臥位にしたい側にスペースをつくることができる。	1 2 3 4
6C-2.	側臥位にする側へ患者の顔を向けることができる。	1 2 3 4
6C-3.	下になる側の上肢を体幹から離し、対側上肢は胸の上に乗せ、上になる側の膝を軽く屈曲させることができる。	1 2 3 4
6C-4.	一方の手で大腿部から骨盤部を支え、もう一方の手で肩甲帯を支え、膝を手前に倒しながら、側臥位にできる。	1 2 3 4
6C-5.	腰を後方へ引いて安定させ、下肢が重ならないように上側の下肢を手前に出すことができる。	1 2 3 4
6C-6.	枕を入れ、下側の肩を前方へ引き、上半身を安定させることができる。	1 2 3 4
6C-7.	体位調整枕を使用し、安定な体位に調整できる。	1 2 3 4

6D. 側臥位から仰臥位

6D-1.	体位調整枕を取り外すことができる。	1 2 3 4
6D-2.	患者の上側の肩と骨盤を支えることができる。	1 2 3 4
6D-3.	膝を伸ばしながら手前に引き、回転する肩を支えながら仰臥位にできる。	1 2 3 4
6D-4.	安定な体位に調整できる。	1 2 3 4

6E. 仰臥位からファーラー位

6E-1.	股関節とベッドの屈曲線を揃えることができる。	1 2 3 4
6E-2.	身体がベッドに対し、まっすぐであるかを確認できる。	1 2 3 4
6E-3.	坐骨の下まで枕を挿入できる。	1 2 3 4

次ページへつづく→

6E-4.	ベッドの足側から挙上し、次に頭側を45〜60度挙上できる。	1 2 3 4
6E-5.	ベッドから背部を離して、背抜きできる。	1 2 3 4
6E-6.	体位調整枕を使用し、安定な体位に調整できる。	1 2 3 4

6F. 仰臥位から端座位

6F-1.	端座位になる側に水平移動できる。	1 2 3 4
6F-2.	ベッドの足側から挙上し、次に頭側を30度程度挙上できる。	1 2 3 4
6F-3.	一方の手で患者の肩甲骨を支え、他方の手を上から患者の両膝の下に入れて屈曲させ支えることができる。	1 2 3 4
6F-4.	患者の殿部を支点として両膝を手前に引き寄せるように回転させながら起こすことができる。	1 2 3 4
6F-5.	ベッドの高さを、患者の足底が床につくように調節し、履物を履く介助ができる。	1 2 3 4
6F-6.	安定して端座位がとれるようにオーバーテーブルなどの調整できる。	1 2 3 4

6G. 端座位から立位

6G-1.	踵を覆う靴を履いているかを確認できる。	1 2 3 4
6G-2.	深く座っている場合は、左右交互に体重を移動させながら殿部がベッドの手前に来るように移動できる。	1 2 3 4
6G-3.	足底部が床につき、立ち上がりやすいベッドの高さに調整できる。	1 2 3 4
6G-4.	膝がやや屈曲するように足首を引くことができる。	1 2 3 4
6G-5.	患者と介助者の膝を合わせることができる。	1 2 3 4
6G-6.	両手で患者の両腋窩を支え患者に介助者の腕をつかんでもらうことができる。	1 2 3 4

次ページへつづく→

6G-7.	患者を、お辞儀をするように上半身を前に倒し、殿部が浮いたら上に引き上げるように立ち上がらせることができる。	1 2 3 4
6G-8.	めまいや気分不快などの症状を確認し、立位姿勢が安定していることを確認できる。	1 2 3 4

6H. 仰臥位から前傾側臥位

6H-1.	水平移動で、前傾側臥位にする側にスペースを作ることができる。	1 2 3 4
6H-2.	前傾側臥位をとる側へ患者の顔を向けることができる。	1 2 3 4
6H-3.	下になる側の腕を身体から離し、対側上肢は胸の上に乗せ、両膝を軽く屈曲させ、下になる側の下肢は伸展位にできる。	1 2 3 4
6H-4.	一方の手で大腿部から骨盤部を支え、もう一方の手で肩甲帯を支え、膝を手前に倒しながら、90度側臥位にできる。	1 2 3 4
6H-5.	腰を後方へ引き、下側の下肢を伸展位にできる。	1 2 3 4
6H-6.	腰を後方へ引いて、肩峰が90度より前になるように前傾させることができる。	1 2 3 4
6H-7.	下側になる上肢の位置を調整し、上半身を安定させることができる。	1 2 3 4
6H-8.	体位調整枕を使用し、安定な体位に調整できる。	1 2 3 4

6I. 仰臥位から腹臥位 (両上肢を挙上する方法)

6I-1.	水平移動で、腹臥位にする側にスペースを作ることができる。	1 2 3 4
6I-2.	ヘッドボードと枕を外すことができる。	1 2 3 4
6I-3.	腹臥位をとる側へ患者の顔を向けることができる。	1 2 3 4

次ページへつづく→

61-4.	両腕を万歳するように挙上させることができる。 ※両腕の挙上が困難な場合は、体幹に両上肢を沿わせ、腹臥位後に両腕を整えてもよい。	1 2 3 4
61-5.	前傾側臥位にできる。	1 2 3 4
61-6.	骨盤帯と肩甲帯を引き、腹臥位にできる。	1 2 3 4
61-7.	腕を整え、体位調整枕を使用し、安定な体位に調整できる。	1 2 3 4

終了時

7.	手指消毒ができる。	1 2 3 4
8.	体調変化がないか観察できる。	1 2 3 4

コメント

活動・休息援助技術 —— 体位変換

24 全身清拭と寝衣交換

[目的] 皮膚、寝衣の清潔の維持、皮膚トラブルの観察、心身のリラクセーション

[適応] ・入浴やシャワー浴が制限されている患者
・自力で清潔ケアができない患者

[必要物品]

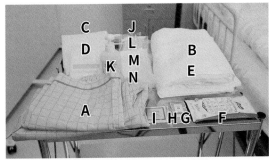

A. 交換用寝衣
B. バスタオル
C. 交換用オムツ（必要時）
D. 交換用尿取りパッド（必要時）
E. ディスポーザブルタオル
F. 陰部清拭用ディスポーザブルタオル
G. 経尿導的膀胱留置カテーテル固定テープ（必要時）
H. 綿棒（必要時）
I. コットン等（必要時）
J. ビニール袋
K. 手指消毒剤
L. ビニールエプロン
M. マスク
N. 未滅菌手袋

観察	
全身状態	顔色、意識状態、バイタルサインの変動、活動耐性、関節可動域など
患者の反応	清拭中の苦痛や不快感、掻痒感、呼吸困難感など
皮膚状態	発疹、浮腫、皮下出血、乾燥、潰瘍、創傷などの有無、手足の爪の状態
留置物	留置物の位置異常、固定状況

異常時の対応

皮膚の脆弱、乾燥などがみられる場合

スキンケアの項参照

清拭中に疲労や呼吸困難感などを訴えた場合

疲労を訴えた場合は、休憩しながら実施する。または、部分清拭へ変更する

呼吸困難感を訴えた場合は、原因を検討し、頭部挙上したまま実施する。または中断する

痛みがある場合は原因を検討し、必要時はあらかじめ鎮痛剤の使用を医師と検討する

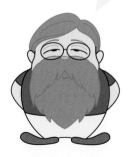

寝衣を脱がせるときは、健側から。
点滴をしているときは、点滴挿入されていない側から脱がせるとよいぞ！

確認日　　　年　　　月　　　日

実施者：　　　　　　　　確認者：

1-できる　2-指導の下でできる　3-演習でできる　4-知識としてわかる

1.	必要物品の準備ができる。	1 2 3 4
2.	全身清拭の目的を説明し、同意を得ることができる。	1 2 3 4
3.	本人確認ができる。	1 2 3 4
4.	手指衛生を行い、ビニールエプロン、マスク、手袋を装着できる。	1 2 3 4
5.	患者の寝衣を脱がすことができる。	1 2 3 4
6.	顔の清拭ができる。	1 2 3 4
7.	上肢、胸腹部、下肢の順に清拭ができる。	1 2 3 4
8.	陰部の清拭ができる。	1 2 3 4
9.	手袋を交換できる。	1 2 3 4
10.	背部の清拭ができる。	1 2 3 4
11.	着衣ができる。	1 2 3 4
12.	手袋とビニールエプロンを外し、手指衛生ができる。	1 2 3 4
13.	患者の寝衣と寝具を整えることができる。	1 2 3 4

コメント

25 オムツ交換と陰部洗浄

[目的] 排泄物の採取、陰部や殿部の清潔と快適性の維持、皮膚トラブルの予防と観察、感染症の予防

[適応] 意識障害など排泄コントロールが困難でオムツが必要な患者

[必要物品]

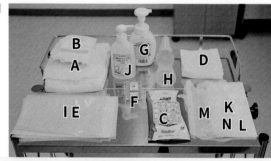

A. オムツ
B. 尿取りパッド（必要時）
C. 陰部清拭用ディスポーザブルタオル
D. 不織布ガーゼ等
E. ディスポーザブルシーツ
F. 経尿道的膀胱留置カテーテル固定用テープ（必要時）
G. 洗浄剤
H. 洗浄ボトルと微温湯
I. ビニール袋
J. 手指消毒剤
K. ビニールエプロン
L. マスク
M. アイガードまたはゴーグル
N. 未滅菌手袋

尿の性状	浮遊物、混濁の有無、臭気
便の性状	ブリストルスケール（排泄援助の基本的知識参照）
陰部の皮膚トラブルの有無	発赤、びらん、潰瘍
自覚症状	痛み、掻痒感、灼熱感

IAD（失禁関連皮膚炎）をみとめる場合

IADのケアの項参照

オムツ交換が頻繁な場合

下痢などでオムツ交換が頻繁な場合は、医師と相談し、下痢の原因を検討する。また、直腸留置チューブの挿入も検討する

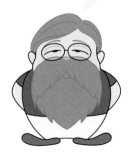

陰部洗浄は、女性の場合は会陰から肛門へ向かって、男性の場合は尿道口から亀頭→陰茎→陰嚢→会陰→肛門の順に洗浄するんじゃ。

確認日　　年　　月　　日

　　　　　　　実施者：　　　　　　　確認者：

1-できる　2-指導の下でできる　3-演習でできる　4-知識としてわかる

1.	必要物品の準備ができる。	1 2 3 4
2.	オムツ交換と陰部洗浄の目的を説明し、同意を得ることができる。	1 2 3 4
3.	本人確認ができる。	1 2 3 4
4.	手指衛生を行い、ビニールエプロン、マスク、アイガードまたはゴーグル、手袋を装着できる。	1 2 3 4
5.	新しいオムツとビニール袋を広げておくことができる。	1 2 3 4
6.	下半身の寝衣を脱がすことができる。	1 2 3 4
7.	患者の殿部の下にディスポーザブルシーツを敷くことができる。	1 2 3 4
8.	オムツを開き、排泄物を確認できる。	1 2 3 4
9.	尿取りパッドを使用している場合は、尿取りパッドを外し、ビニール袋に捨てることができる。	1 2 3 4
10.	便で鼠径部などまで汚染がある場合は、陰部清拭用ディスポーザブタオル等で拭き取ることができる。	1 2 3 4
11.	洗浄液が流れないように、恥骨上縁から鼠径部にかけて未滅菌ガーゼを当てることができる。	1 2 3 4
12.	湯の温度が38〜40度程度であることを確認したのち、少量の湯を陰部にかけることができる。	1 2 3 4
13.	ガーゼに泡石鹸をつけ、陰部の洗浄ができる。	1 2 3 4
14.	手袋を外すことができる。	1 2 3 4
15.	微温湯をかけ石鹸が残らないように十分に洗い流すことができる。	1 2 3 4

次ページへつづく→

16.	未滅菌ガーゼ等で、押さえるようにしながら水分を拭き取ることができる。	1 2 3 4
17.	使用中のオムツとディスポーザブルシーツを取り除くことができる。	1 2 3 4
18.	新しいオムツの装着ができる。	1 2 3 4
19.	下半身の着衣ができる。	1 2 3 4
20.	個人防護具を外し、手指衛生ができる。	1 2 3 4
21.	患者の寝衣と寝具を整えることができる。	1 2 3 4

コメント

26 整容

[目的] 外見の清潔感を保つ、基本的な生活習慣の維持、リラクセーション

[適応] ・自力で整容ができない患者
・自力での整容が制限されている患者

[必要物品]

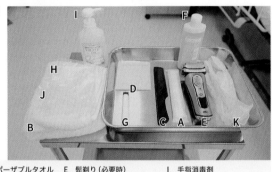

A. ディスポーザブルタオル
B. タオルまたはディスポーザブルシーツ
C. ブラシまたはくし(必要時)
D. 鏡(必要時)
E. 髭剃り(必要時)
F. アフターシェーブローション(必要時)
G. 爪切り(必要時)
H. ビニール袋
I. 手指消毒剤
J. マスク
K. 未滅菌手袋

観察	
皮膚状態	皮膚色、乾燥、創傷などの有無、爪の状態
患者の反応	表情、痛みの有無など

異常時の対応

皮膚の脆弱、乾燥などがみられる場合

スキンケアの項参照

確認日　　年　　　月　　　日

実施者：　　　　　　　確認者：

1-できる　2-指導の下でできる　3-演習でできる　4-知識としてわかる

1.	必要物品の準備ができる。	1 2 3 4
2.	整容の目的を説明し、同意を得ることができる。	1 2 3 4
3.	本人確認ができる。	1 2 3 4
4.	手指衛生を行い、マスク、手袋を装着できる。	1 2 3 4
5.	温かいタオルで顔を拭くことができる。	1 2 3 4
6.	髭がある場合、電気シェーバーで髭を剃ることができる。	1 2 3 4
7.	毛髪をヘアブラシやくしで整え、整髪ができる。	1 2 3 4
8.	爪が長い場合は、爪切りができる。	1 2 3 4
9.	手袋を外し、手指衛生ができる。	1 2 3 4
10.	患者の寝衣と寝具を整えることができる。	1 2 3 4

コメント

27 手浴

清潔・衣生活援助技術 —— 部分浴

[目的] 手指の清潔の維持、血行促進、リラクセーション

[適応] 入浴やシャワー浴が制限されている患者
自力で手を洗うことができない患者

[必要物品]

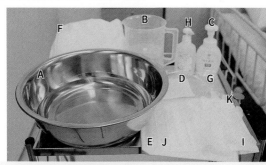

A. ベースン
B. ピッチャー
C. 洗浄剤
D. 未滅菌ガーゼ
E. ディスポーザブルシーツ
　　大1枚(仰臥位の場合は大
　　2枚)
F. バスタオル1枚(仰臥位の
　　場合は大2枚)
G. ビニール袋
H. 手指消毒剤
I. ビニールエプロン
J. マスク
K. 未滅菌手袋

観察	
皮膚状態	皮膚色、乾燥、創傷などの有無、爪の状態
患者の反応	表情、痛みの有無など

異常時の対応

皮膚の脆弱、乾燥などがみられる場合

スキンケアの項参照

確認日　　年　　月　　日

　　　　　　　　実施者：　　　　　　　確認者：

1-できる　2-指導の下でできる　3-演習でできる　4-知識としてわかる

1.	必要物品の準備ができる。	1 2 3 4
2.	手浴の目的を説明し、同意を得ることができる。	1 2 3 4
3.	本人確認ができる。	1 2 3 4
4.	手指衛生を行い、ビニールエプロン、マスク、手袋を装着できる。	1 2 3 4
5.	上肢の下にディスポーザブルシーツを敷き、湯を入れたベースンを置くことができる。	1 2 3 4
6.	患者の寝衣の袖をまくり、ベースンの中に患者の手を入れ、しばらく浸すことができる。	1 2 3 4
7.	未滅菌ガーゼ等に石鹸をつけ十分に泡立ててから洗うことができる。	1 2 3 4
8.	洗い終わったら、ベースンから片手ずつ持ち上げ、ピッチャー等で手に湯をかけて洗い流すことができる。	1 2 3 4
9.	ベースンを取り除き、乾いたタオルで水分を拭き取ることができる。	1 2 3 4
10.	手袋、ビニールエプロンを外し、手指衛生ができる。	1 2 3 4
11.	患者の寝衣と寝具を整えることができる。	1 2 3 4

コメント

28 足浴

[目的] 足趾の清潔の維持、血行促進、リラクセーション

[適応] ・入浴やシャワー浴が制限されている患者
　　　　・剥脱や肥厚などの皮膚症状がある患者

[必要物品]

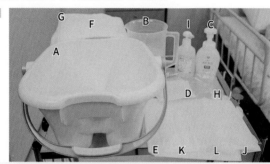

A. 足浴用バケツまたはベースン
B. ピッチャー
C. 洗浄剤
D. 未滅菌ガーゼ
E. ディスポーザブルシーツ大2枚
F. バスタオル2〜3枚
G. 固定枕(仰臥位で実施する場合)
H. ビニール袋
I. 手指消毒剤
J. ビニールエプロン
K. マスク
L. 未滅菌手袋

観察	
皮膚状態	皮膚色、乾燥、創傷などの有無、爪の状態
患者の反応	表情、痛みの有無など

異常時の対応
皮膚の脆弱、乾燥などがみられる場合
スキンケアの項参照

確認日　　年　　　月　　　　日

　　　　　　　実施者：　　　　　　　　確認者：

1-できる　2-指導の下でできる　3-演習でできる　4-知識としてわかる

1.	必要物品の準備ができる。	1 2 3 4
2.	足浴の目的を説明し、同意を得ることができる。	1 2 3 4
3.	本人確認ができる。	1 2 3 4
4.	手指衛生を行い、ビニールエプロン、マスク、手袋を装着できる。	1 2 3 4
5.	安楽な体位に整えることができる。	1 2 3 4
6.	患者の寝衣の裾をまくり、下肢の下にディスポーザブルシーツを敷くことができる。	1 2 3 4
7.	湯を入れたベースンの中に片足ずつ入れ、しばらく浸すことができる。	1 2 3 4
8.	未滅菌ガーゼ等に石鹸をつけ十分に泡立ててから洗うことができる。	1 2 3 4
9.	洗い終わったら、ベースンから片足ずつ持ち上げ、ピッチャー等で足に湯をかけて洗い流すことができる。	1 2 3 4
10.	ベースンを取り除き、乾いたタオルで水分を拭き取ることができる。	1 2 3 4
11.	手袋、ビニールエプロンを外し、手指衛生ができる。	1 2 3 4
12.	患者の寝衣と寝具を整えることができる。	1 2 3 4

コメント

29 スキンケア

[目的] 皮膚の観察、皮膚損傷の予防、清潔の保持

[適応] 基本的なスキンケアが必要な患者（特に脆弱な皮膚の患者）

[必要物品]

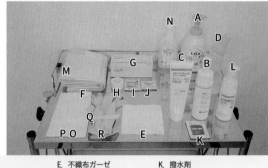

●清潔保持時
皮膚の状態に合わせて洗浄剤を選択（洗浄時）
A. 洗浄剤（洗浄泡タイプ）
B. 洗浄剤（皮膚保湿・洗浄泡タイプ）
C. 洗浄剤（皮膚保湿・洗浄クリームタイプ）
D. 微温湯と洗浄ボトル（洗浄時）

E. 不織布ガーゼ
F. 吸水・防水シーツ
●フィルムドレッシング材交換時
G. フィルムドレッシング材
●医療用テープ交換時
H. 医療用テープ
●必要時
I. 剥離剤
J. 被膜剤

K. 撥水剤
L. 保湿剤
M. ビニール袋
●個人防護具
N. 手指消毒剤
O. ビニールエプロン
P. マスク
Q. アイガードまたはゴーグル
R. 未滅菌手袋

観察		異常時の対応

		皮膚損傷などの異常を認めたとき・患者が皮膚の異常を訴えたとき
皮膚の状態	皮膚の乾燥と湿潤（浸軟・ドライスキン）	①医師に報告する
	皮膚の状態（皮膚損傷・紫斑・皮下出血など）	②医師とともに原因を検討する
自覚症状	掻痒感・痛み	③医師とともに対応を検討する
		④状況に応じて皮膚科医、皮膚・排泄ケア認定看護師にコンサルテーションする

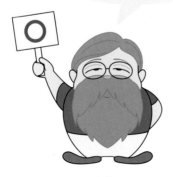

皮膚が脆弱な場合は、皮膚のバリア機能を維持するために、洗浄剤を使用したケアは1日1回にとどめるんじゃ。
そして、水分を拭き取るときは皮膚をこすらずに、不織布ガーゼなどで軽く押さえるようにするとよいぞ！

確認日　　年　　月　　日

　　　　　　　実施者：　　　　　　　　　確認者：

1-できる　2-指導の下でできる　3-演習でできる　4-知識としてわかる

清潔・衣生活援助技術 ── スキンケア

準備

1.	必要物品の準備ができる。	1	2	3	4
2.	清潔ケアの目的を説明し、同意を得ることができる。	1	2	3	4
3.	本人確認ができる。	1	2	3	4
4.	手指衛生を行い、ビニールエプロン、マスク、アイガードまたはゴーグル、手袋を装着できる。	1	2	3	4
5.	安楽な体位に整えることができる。	1	2	3	4
6.	汚染しないように、寝衣や寝具を調整できる。	1	2	3	4
7.	ビニール袋を近くに準備できる。	1	2	3	4

清潔保持 ──────── 1、3、4はeラーニングの「コツ・ワザ」必見！

1.	清潔にしたい部位をケアできる。	1	2	3	4
2.	適宜、手袋を交換できる。	1	2	3	4
3.	皮膚の状態に合わせて保湿剤を使用することができる。	1	2	3	4
4.	皮膚の状態に合わせて撥水剤を使用することができる。	1	2	3	4

医療用テープの貼り方・剥がし方 ──────── eラーニングの「コツ・ワザ」必見！

1.	皮膚への負担を最小限にする方法でテープを貼ることができる。	1	2	3	4
2.	皮膚への負担を最小限にする方法でテープを剥がすことができる。	1	2	3	4

次ページへつづく→

フィルムドレッシング材の貼り方・剥がし方 ━━━━━━ eラーニングの「コツ・ワザ」必見！

1. 皮膚への負担を最小限にする方法でフィルムドレッシング材を貼ることができる。 1 2 3 4

2. 皮膚への負担を最小限にする方法でフィルムドレッシング材を剥がすことができる。 1 2 3 4

終了後

1. 個人防護具を外し、手指衛生ができる。 1 2 3 4

2. 患者の寝衣と寝具を整えることができる。 1 2 3 4

コメント

30 除毛

[目的] 手術や検査時の感染予防、手術部位や皮膚異常部位の視認性の確保、医療用テープの確実な固定

[適応] ・手術や検査で除毛指示がある患者
・皮膚疾患患者で、体毛により患部の視認や治療を妨げる患者
・テープ固定する部位の体毛により、確実な固定ができない患者

[必要物品]

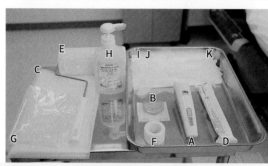

A. 電動式除毛用クリッパー
B. 電動式除毛用クリッパーの替刃
C. ディスポーザブルシーツ
D. ディスポーザブルタオル
E. 粘着ローラー(粘着カーペットクリーナー)
F. 粘着テープ等
G. ビニール袋
H. 手指消毒剤
I. ビニールエプロン
J. マスク
K. 未滅菌手袋

観察	
皮膚状態	除毛部位の皮膚異常、乾燥、創傷などの有無
患者の反応	表情、痛みの有無など

異常時の対応
皮膚の脆弱、乾燥などがみられる場合
スキンケアの項参照

115

確認日　　年　　　月　　　日

実施者：　　　　　　　　確認者：

1-できる　2-指導の下でできる　3-演習でできる　4-知識としてわかる

1.	必要物品の準備ができる。	1　2　3　4
2.	除毛の目的を説明し、同意を得ることができる。	1　2　3　4
3.	本人確認ができる。	1　2　3　4
4.	手指衛生を行い、ビニールエプロン、マスク、手袋を装着できる。	1　2　3　4
5.	除毛部位を露出できる。	1　2　3　4
6.	除毛部位の下にディスポーザブルシーツを敷くことができる。	1　2　3　4
7.	電動式除毛用クリッパーで除毛できる。	1　2　3　4
8.	除毛終了後、ディスポーザブルタオル等で清拭できる。	1　2　3　4
9.	ディスポーザブルシーツを取り除くことができる。	1　2　3　4
10.	個人防護具を外し、手指衛生ができる。	1　2　3　4
11.	患者の寝衣と寝具を整えることができる。	1　2　3　4

コメント

31 オーラルケア

臥床状態でのオーラルケア（両手が使用できない、意識はある、嚥下はできる）

[目的] 疾病等で口腔の自浄作用が低下した場合、誤嚥性肺炎などの原因となるため定期的な口腔ケアが必要となる

[適応] オーラルケアが自力でできない患者

[必要物品]

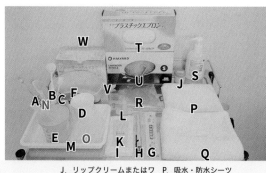

A. 歯ブラシ
B. 舌ブラシ
C. スポンジブラシ
D. コップ
E. 吸い飲み
F. ガーグルベースン
G. 舌圧子
H. ペンライト
I. 未滅菌ガーゼ
J. リップクリームまたはワセリン
K. 保湿剤
L. 指ガード
M. トレイ
●義歯の場合
N. 義歯洗浄ブラシ
O. 義歯ケース
P. 吸水・防水シーツ
Q. タオル
R. ビニール袋
●個人防護具
S. 手指消毒剤
T. ビニールエプロン
U. 未滅菌手袋
V. アイガードまたはゴーグル
W. マスク

観察	異常時の対応
バイタルサイン	ケア実施中、口腔からの出血や嘔吐、および歯牙欠損、口腔粘膜の異常があれば医師へ報告する
口腔からの出血（歯、粘膜、舌）	
口唇からの出血の有無	

確認日　　年　　　月　　　日

実施者：　　　　　　　　確認者：

1-できる　2-指導の下でできる　3-演習でできる　4-知識としてわかる

1.	必要物品の準備ができる。	1 2 3 4
2.	オーラルケアの目的を説明し、同意を得ることができる。	1 2 3 4
3.	本人確認ができる。	1 2 3 4
4.	手指衛生ができる。	1 2 3 4
5.	ビニールエプロン、マスク、アイガードまたはゴーグル、手袋を装着できる。	1 2 3 4
6.	15～20度ヘッドアップし左右いずれかの側臥位とすることができる。	1 2 3 4
7.	誤嚥防止のため枕を使用したまま、頸部を前屈させることができる。	1 2 3 4
8.	患者の顔の下に吸水・防水シーツを敷くことができる。	1 2 3 4
9.	患者の前胸部にタオルをかけることができる。	1 2 3 4
10.	ペンライトと舌圧子を用い口腔を観察できる。	1 2 3 4
11.	オーラルケア前に水で含嗽をさせることができる。	1 2 3 4
12.	含嗽した水をガーグルベースンに吐き出させることができる。	1 2 3 4
13.	ケアしやすいように開口させることができる。	1 2 3 4
14.	歯ブラシを用い、一筆書きの磨き方ですべての歯を隅々まで磨くことができる。	1 2 3 4
15.	歯が無い粘膜や歯茎はスポンジブラシで粘膜の汚れを除去できる。	1 2 3 4
16.	舌に汚れや舌苔があれば舌ブラシで汚れを除去できる。	1 2 3 4

次ページへつづく→

17.	患者に水で含嗽をさせ、含嗽をした水をガーグルベースンに回収できる。	1 2 3 4
18.	口腔粘膜に乾燥があれば口腔保湿剤を使用できる。	1 2 3 4
19.	タオルと吸水・防水シーツを外すことができる。	1 2 3 4
20.	個人防護具を外し手指衛生ができる。	1 2 3 4
21.	患者の体位を整えることができる。	1 2 3 4
22.	オーラルケアが終了したことを伝え、患者の状態に変化がないかを観察できる。	1 2 3 4
23.	使用済みの歯ブラシを流水で擦りながら洗浄し乾燥させることができる。	1 2 3 4

義歯の手入れ

1.	洗面所でガーグルベースンまたは洗面器の上で流水をかけながら義歯専用ブラシで磨くことができる。	1 2 3 4
2.	洗浄後の義歯を水または洗浄剤を入れた専用容器で保管できる。	1 2 3 4

コメント

[目的] 患者移動中などの酸素療法の継続
酸素配管がない場所での酸素療法
酸素ボンベの安全性と機能性の維持

[適応] 移動中も酸素療法の継続が必要な患者
酸素配管がない場所での酸素療法が必要な患者

[必要物品]

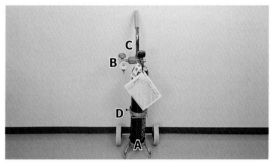

A. 酸素ボンベ
B. 圧力計付き酸素流量計
C. 酸素アダプター(フレア
　アダプターなど)

D. 酸素ボンベ用架台
●酸素ボンベ交換時
・スパナ(ハンドホイールが
　付いていないもの)

●個人防護具
・手指消毒剤
・マスク
・未滅菌手袋

観察	
呼吸状態	呼吸困難感などの自覚症状、努力呼吸の徴候、SpO$_2$値など
酸素デバイスの状態	酸素チューブの屈曲や閉塞、接続外れなど

異常時の対応

酸素ボンベと圧力計付き酸素流量計の接続部から酸素が漏れる

①酸素ボンベの元栓を閉める

②圧力計が「0」であることを確認する

③圧力計付き酸素流量計を取り外し、接続部の汚れや破損を確認する

④圧力計付き酸素流量計を酸素ボンベに対して斜めにならないように接続する

圧力計の針があがったままの状態で保管をすると、圧力計破損の原因になるぞ。

さらに、圧力計の中に酸素が残ってしまうため、元栓を開け忘れても酸素が流れてしまうんじゃ。しかし、圧力計の酸素がなくなれば酸素は出なくなり、酸素投与がされていなかったインシデントが多発しているから、保管時は必ず圧力計は「0」にするんじゃぞ！

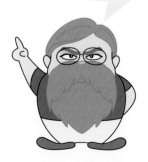

121

確認日　　年　　月　　日

実施者：　　　　　　　確認者：

1-できる　2-指導の下でできる　3-演習でできる　4-知識としてわかる

1. 準備

1-1.	必要物品の準備ができる。	1	2	3	4
1-2.	圧力計の正面を避けて立ち、酸素ボンベの元栓を開けることができる。	1	2	3	4
1-3.	酸素ボンベの残量を確認できる。	1	2	3	4
1-4.	酸素の流出を確認できる。	1	2	3	4
1-5.	酸素ボンベの元栓を閉め、圧力計が「0」になってから、酸素流量をoffにできる。	1	2	3	4
1-6.	酸素を酸素ボンベ用架台に乗せることができる。	1	2	3	4

2. 実施

2-1.	酸素ボンベによる酸素投与について説明し、同意を得ることができる。	1	2	3	4
2-2.	本人確認ができる。	1	2	3	4
2-3.	手指衛生を行い、手袋を装着できる。	1	2	3	4
2-4.	酸素ボンベの元栓を、一回転以上廻して開けることができる。	1	2	3	4
2-5.	医師の指示酸素流量に調節できる。	1	2	3	4
2-6.	酸素チューブを酸素ボンベに付け替えることができる。	1	2	3	4
2-7.	酸素流量が指示通りか、酸素ボンベの残量はあるか、酸素チューブの外れや屈曲はないか、酸素カニューレなどが適切に装着されているか、呼吸状態やSpO$_2$値などを確認できる。	1	2	3	4

次ページへつづく→

3. 終了時

3-1. 酸素配管による酸素に変更することを説明し、同意を得ることができる。 | 1 2 3 4

3-2. 酸素配管の酸素の流量を、医師の指示酸素流量に調節できる。 | 1 2 3 4

3-3. 酸素配管から酸素の流出があることを確認できる。 | 1 2 3 4

3-4. 酸素チューブを酸素配管の酸素に付け替えることができる。 | 1 2 3 4

3-5. 酸素流量が指示通りか、接続外れがないか、呼吸状態やSpO₂値などを確認できる。 | 1 2 3 4

3-6. 酸素ボンベの元栓を閉め、圧力計が「0」になってから、酸素流量をoffにできる。 | 1 2 3 4

3-7. 酸素ボンベの保管庫に片付けることができる。 | 1 2 3 4

4. 交換方法

4-1. 酸素ボンベの元栓が閉まっていること、圧力計が「0」になっていることを確認できる。 | 1 2 3 4

4-2. 酸素流量計を酸素ボンベから外すことができる。 | 1 2 3 4

4-3. 空のボンベは、表示を「空」などにして、保管できる。 | 1 2 3 4

4-4. 新しい酸素ボンベに、圧力計付き酸素流量計を接続できる。 | 1 2 3 4

4-5. 酸素ボンベの元栓を開け、圧力計が満タン（15 MPa）であること、酸素の漏れがないことを確認できる。 | 1 2 3 4

4-6. 酸素の流出を確認できる。 | 1 2 3 4

4-7. 酸素ボンベの元栓を閉め、圧力計が「0」になってから、酸素流量をoffにできる。 | 1 2 3 4

コメント

33 低流量システム

[目的]
・低酸素血症の改善
・酸素運搬機能低下時の酸素補充
・組織の酸素利用低下時の酸素補充

[適応]
・室内気吸入時PaO_2≦60 Torr、または動脈血酸素飽和度(SaO_2)≦90%
・手術後・外傷後など組織への酸素供給が必要な場合
・心不全など酸素運搬機能が低い場合
・敗血症など組織の酸素利用が低下している場合
・患者の換気状態により、吸入気酸素濃度が変化してもよい場合

[必要物品]

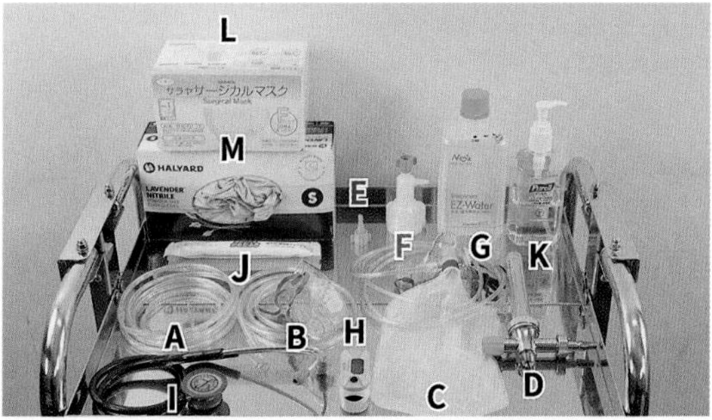

A. 酸素カニューラ
B. 簡易酸素マスク
C. リザーバー付き酸素マスク
D. 酸素流量計

●加湿不要時
E. 酸素接続アダプター
●加湿必要時
F. ヒューミディファイヤーアダプター

G. 加湿専用水
H. SpO_2モニタ
I. 聴診器
J. 顔拭きタオル(必要時)
●個人防護具
K. 手指消毒剤
L. マスク
M. 未滅菌手袋

観察	
呼吸状態	呼吸困難感などの自覚症状、努力呼吸の徴候、SpO_2値など
酸素デバイスの状態	酸素チューブの屈曲や閉塞、加湿水の量
MDRPU	ゴム紐などが接触している部位の皮膚損傷の有無

異常時の対応

MDRPU発生時

スキンケアの項参照

呼吸状態が改善しない

①酸素が流出しているか、酸素マスク等が外れていないか、酸素チューブなどが屈曲や閉塞していないか確認する

②医師へ報告し、酸素流量の増量や対応を検討する

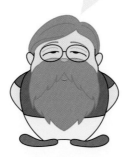

ヒューミディファイヤーとは、気泡式加湿器のことなんじゃ。酸素が水の中を通ることで、加湿される仕組みになっているんじゃよ。

確認日　　年　　　月　　　日

実施者：　　　　　　　　確認者：

1-できる　2-指導の下でできる　3-演習でできる　4-知識としてわかる

1.	必要物品の準備ができる。	1 2 3 4
2.	本人確認ができる。	1 2 3 4
3.	酸素療法の目的と方法を説明し、同意を得ることができる。	1 2 3 4
4.	手指衛生を行い、手袋を装着できる。	1 2 3 4
5.	酸素流量計に酸素アダプター、またはヒューミディファイヤーアダプターと加湿専用水を接続できる。	1 2 3 4
6.	酸素流量計を酸素配管に接続できる。	1 2 3 4
7.	酸素の接続口に、酸素チューブを接続できる。	1 2 3 4
8.	医師の指示流量を流し、酸素の流出を確認することができる。	1 2 3 4
9.	酸素流量を「0」にすることができる。	1 2 3 4

10A. 酸素カニューラ

10A-1.	酸素カニューラの先端を両鼻腔に入れ、酸素チューブを耳にかけ、顎下でストッパーを移動させ、固定できる。	1 2 3 4
10A-2.	酸素流量計のダイヤルを回し、徐々に指示量まで流量を増やしていくことができる。	1 2 3 4

10B. 簡易酸素マスク

10B-1.	酸素マスクで鼻と口を覆い、ゴム紐で頭部に固定できる。	1 2 3 4

次ページへつづく→

| 10B-2. | 酸素流量のダイヤルを回し、徐々に指示量まで流量を増やしていくことができる。 | 1 2 3 4 |

10C. リザーバー付酸素マスク

10C-1.	酸素マスクで鼻と口を覆い、ゴム紐で頭部に固定できる。	1 2 3 4
10C-2.	酸素流量のダイヤルを回し、徐々に指示量まで流量を増やしていくことができる。	1 2 3 4
10C-3.	リザーバーバッグが膨らむことが確認できる。	1 2 3 4

11. デバイス装着後

11-1.	酸素流量が指示通りか、酸素流量計とアダプターが斜めに接続されていないか、加湿の水は気泡が発生しているか、ゴム紐などが圧迫されていないかを確認できる。	1 2 3 4
11-2.	手袋を外し、手指衛生ができる。	1 2 3 4
11-3.	自覚症状や呼吸状態の観察ができる。	1 2 3 4

12A. 加湿専用水の交換

| 12A-1. | 手指衛生を行い、手袋を装着できる。 | 1 2 3 4 |
| 12A-2. | ヒューミディファイヤーアダプターから加湿専用水を外し、交換する加湿専用水を装着できる。 | 1 2 3 4 |

12B. 警報音が鳴った場合

| 12B-1. | 酸素チューブをたどり、閉塞がないかを確認できる。 | 1 2 3 4 |
| 12B-2. | 閉塞部位があれば解除できる。 | 1 2 3 4 |

次ページへつづく→

酸素療法終了時

13.	酸素療法が終了することを説明できる。	1 2 3 4
14.	手指衛生を行い、手袋を装着できる。	1 2 3 4
15.	酸素流量を「0」にできる。	1 2 3 4
16.	酸素カニューラや簡易酸素マスクを患者から外すことができる。	1 2 3 4
17.	手袋を外し、手指衛生ができる。	1 2 3 4
18.	自覚症状や呼吸状態の観察ができる。	1 2 3 4
19.	手袋を装着し、酸素流量計を酸素配管から外すことができる。	1 2 3 4
20.	酸素流量計からヒューミディファイヤーアダプター、加湿専用水、酸素マスク等を外し、廃棄できる。	1 2 3 4
21.	手袋を外し、手指衛生ができる。	1 2 3 4

コメント

34 高流量システム

[目的]
- 低酸素血症の改善
- 酸素運搬機能低下時の酸素補充
- 組織の酸素利用低下時の酸素補充

[適応]
- 室内気吸入時PaO_2≦60 Torr、または動脈血酸素飽和度(SaO_2)≦90%
- 手術後・外傷後など組織への酸素供給が必要な場合
- 心不全など酸素運搬機能が低い場合
- 敗血症など組織の酸素利用が低下している場合

[必要物品]

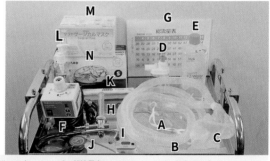

A. エアロゾルマスク	G. 総流量表
B. 蛇管	H. 酸素流量計(恒圧式)
C. ウォータートラップ	*恒圧式とは、流量計内の圧力が配管圧(0.41 MPa)と同じになる酸素流量計
D. ネブライザーアダプター	
E. 加湿専用水	
F. ヒーター(必要時)	
I. SpO₂モニタ	
J. 聴診器	
K. 顔拭きタオル(必要時)	
L. 手指消毒剤	
M. マスク	
N. 未滅菌手袋	

観察	
呼吸状態	呼吸困難感などの自覚症状、努力呼吸の徴候、SpO$_2$値など
酸素デバイスの状態	蛇腹の屈曲や閉塞、加湿水の量、蛇腹内の水滴の有無
MDRPU	ゴム紐などが接触している部位の皮膚損傷の有無

異常時の対応

MDRPU発生時

スキンケアの項参照

呼吸状態が改善しない

①酸素が流出しているか、酸素マスク等が外れていないか、蛇腹などが屈曲や閉塞していないか確認する

②医師へ報告し、酸素流量と酸素濃度の増量や対応を検討する

酸素流量計は、流量計内の圧力が大気圧である大気圧式と、配管の圧力である恒圧式に分かれるぞ。高流量システムは流量抵抗がかかるため、恒圧式の酸素流量計を使用するんじゃ。

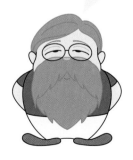

確認日 　年　 　月　 　日

　　　　　　　実施者：　　　　　　　　確認者：

1-できる　2-指導の下でできる　3-演習でできる　4-知識としてわかる

1.	必要物品の準備ができる。	1　2　3　4
2.	本人確認ができる。	1　2　3　4
3.	酸素療法の目的と方法を説明し、同意を得ることができる。	1　2　3　4
4.	手指衛生を行い、手袋を装着できる。	1　2　3　4
5.	酸素流量計にネブライザーアダプターと加湿専用水を接続できる。	1　2　3　4
6.	酸素流量計を酸素配管に接続できる。	1　2　3　4
7.	ネブライザーアダプターに、蛇腹、ウォータートラップ、蛇腹、エアロゾルマスクの順に接続できる。	1　2　3　4
8.	ヒーターを使用する場合は、ヒーターのコンセントをさし、電源を入れ、温度を設定できる。	1　2　3　4
9.	医師の指示流量と酸素濃度に設定し、酸素の流出を確認できる。	1　2　3　4
10.	酸素流量を「0」にできる。	1　2　3　4
11.	エアロゾルマスクで鼻と口を覆い、ゴム紐で頭部に固定できる。	1　2　3　4
12.	酸素流量計のダイヤルを回し、徐々に指示量まで流量を増やしていくことができる。	1　2　3　4
13.	酸素流量と酸素濃度が指示通りか、酸素流量計とアダプターが斜めに接続されていないか、ゴム紐などが圧迫されていないか、総流量表で30 L/分以上になっているかを確認できる。	1　2　3　4
14.	手袋を外し、手指衛生ができる。	1　2　3　4
15.	自覚症状や呼吸状態の観察ができる。	1　2　3　4

次ページへつづく→

16. 加湿専用水の交換

16-1.	手指衛生を行い、手袋を装着できる。		1 2 3 4
16-2.	ネブライザーアダプターから加湿専用水を外し、交換する加湿専用水を装着できる。		1 2 3 4

酸素療法終了時

17.	酸素療法が終了することを説明できる。	1 2 3 4
18.	手指衛生を行い、手袋を装着できる。	1 2 3 4
19.	酸素流量を「0」にできる。	1 2 3 4
20.	エアロゾルマスクを患者から外すことができる。	1 2 3 4
21.	手袋を外し、手指衛生ができる。	1 2 3 4
22.	自覚症状や呼吸状態の観察ができる。	1 2 3 4
23.	手袋を装着し、酸素流量計を酸素配管から外すことができる。	1 2 3 4
24.	酸素流量計からネブライザーアダプター、加湿専用水、蛇腹等を外し、廃棄できる。	1 2 3 4
25.	手袋を外し、手指衛生ができる。	1 2 3 4

コメント

③⑤ 高流量鼻カニューラ酸素療法 (HFNC)

[目的] ・低酸素血症の改善
・酸素運搬機能低下時の酸素補充
・組織の酸素利用低下時の酸素補充

[適応] ・通常の酸素療法で $PaO_2 \leqq 60$ Torr、または動脈血酸素飽和度 (SaO_2) $\leqq 90\%$
・NPPV（非侵襲的陽圧換気）の前段階もしくは離脱期
・NPPV（非侵襲的陽圧換気）の困難時または拒否時
・終末期

[必要物品]

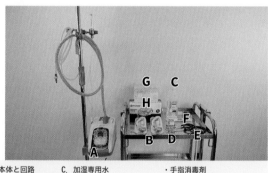

A. HFNCの本体と回路
B. HFNC用カニューラ
*カニューラで鼻腔が完全にふさがれないサイズを選択する。
C. 加湿専用水
D. SpO_2モニタ
E. 聴診器
F. 顔拭きタオル（必要時）
・手指消毒剤
G. マスク
H. 未滅菌手袋

呼吸状態	呼吸困難感などの自覚症状、努力呼吸の徴候、SpO$_2$値など
HFNCの状態	回路の屈曲や閉塞、加湿水の量等
MDRPU	HFNC用カニューラ等が接触している部位の皮膚損傷の有無

MDRPU発生時

スキンケアの項参照

呼吸状態が改善しない

①酸素が流出しているか、HFNC用カニューラ等が外れていないか、回路が屈曲や閉塞していないか確認する

②医師へ報告し、酸素流量と酸素濃度の増量や対応を検討する

HFNCの気流が熱くて不快な時

①温度設定を下げることで、鼻粘膜の痛みや鼻出血のリスクがあることを患者に説明する

②熱さが不快でなく、痛みを生じない程度まで、少しずつ温度設定を下げる

③鼻粘膜の痛みや鼻出血の有無を観察する

チェックリスト

確認日　　年　　月　　日

実施者：　　　　　　　確認者：

1-できる　2-指導の下でできる　3-演習でできる　4-知識としてわかる

1.	必要物品の準備ができる。		1 2 3 4
2.	本人確認ができる。		1 2 3 4
3.	HFNCの目的と方法を説明し、同意を得ることができる。		1 2 3 4
4.	手指衛生を行い、手袋を装着できる。		1 2 3 4
5.	HFNCを酸素配管、圧縮空気配管に接続できる。		1 2 3 4
6.	HFNC本体（または加温加湿器）のA/C電源を接続できる。		1 2 3 4
7.	加湿専用水を接続できる。		1 2 3 4
8.	温度、酸素流量、酸素濃度を設定できる。		1 2 3 4
9.	HFNCからの気流が温かいことを確認できる。		1 2 3 4
10.	HFNC用カニューラを装着できる。		1 2 3 4
11.	酸素流量と酸素濃度が指示通りか、吸気時に外気の吸い込みがないか、気流は温かいか、カニューラは固定されているか等確認できる。		1 2 3 4
12.	手袋を外し、手指衛生ができる。		1 2 3 4
13.	自覚症状や呼吸状態の観察ができる。		1 2 3 4

14. 加湿専用水の交換

14-1.	手指衛生を行い、手袋を装着できる。		1 2 3 4
14-2.	空の加湿専用水を外し、新しい加湿専用水に交換できる。		1 2 3 4

次ページへつづく→

終了時

15.	HFNCが終了することを説明できる。	1 2 3 4
16.	手指衛生を行い、手袋を装着できる。	1 2 3 4
17.	酸素流量を「0」にできる。	1 2 3 4
18.	HFNC用カニューラを患者から外すことができる。	1 2 3 4
19.	手袋を外し、手指衛生ができる。	1 2 3 4
20.	自覚症状や呼吸状態の観察ができる。	1 2 3 4
21.	手袋を装着し、HFNCを片付けることができる。	1 2 3 4
22.	手袋を外し、手指衛生ができる。	1 2 3 4

コメント

36 気管切開患者の酸素療法

呼吸・循環を整える技術 — 酸素療法

[目的] ・気管切開患者の低酸素血症の改善
・気管切開患者の酸素運搬機能低下時の酸素補充
・気管切開患者の組織の酸素利用低下時の酸素補充

[適応] ・気管切開患者で、室内気吸入時 $PaO_2 \leqq 60$ Torr、または動脈血酸素飽和度 (SaO_2) $\leqq 90\%$
・気管切開患者で、手術後・外傷後の組織への酸素供給が必要な場合
・気管切開患者で、心不全など酸素運搬機能が低い場合
・気管切開患者で、敗血症など組織の酸素利用が低下している場合

[必要物品]

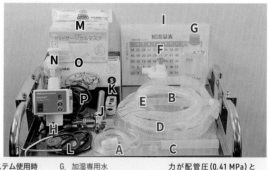

●低流量システム使用時
A. 人工鼻専用接続チューブ
●高流量システム使用時
B. 気管切開マスク
C. T字コネクターと15 cm程度の蛇腹
D. 蛇管
E. ウォータートラップ
F. ネブライザーアダプター
G. 加湿専用水
H. ヒーター
I. 総流量表
●共通
J. 酸素流量計(高流量システム使用時は恒圧式、低流量システムは大気圧式でも可)
＊恒圧式とは、流量計内の圧力が配管圧(0.41 MPa)と同じになる酸素流量計
K. SpO₂モニタ
L. 聴診器
M. 顔拭きタオル(必要時)
●個人防護具
N. 手指消毒剤
O. マスク
P. 未滅菌手袋

観察	
呼吸状態	呼吸困難感などの自覚症状、努力呼吸の徴候、SpO$_2$値など
酸素デバイスの状態	・低流量システム使用時：酸素チューブの屈曲や閉塞、人工鼻と酸素チューブのゆるみ・はずれ ・高流量システム使用時：蛇腹の屈曲や閉塞、加湿水の量、蛇腹内の水滴の有無、ヒーターの温度
MDRPU	ゴム紐などが接触している部位の皮膚損傷の有無

異常時の対応
MDRPU 発生時 スキンケアの項参照
呼吸状態が改善しない ①酸素が流出しているか、気管切開用マスク等が外れていないか、蛇腹などが屈曲や閉塞していないか確認する ②医師へ報告し、酸素流量と酸素濃度の増量や対応を検討する

人工鼻と高流量システムを併用すると窒息するため、禁忌じゃぞ！

確認日　　　年　　　月　　　日

　　　　　　　　　実施者：　　　　　　　　　確認者：

1-できる　2-指導の下でできる　3-演習でできる　4-知識としてわかる

酸素療法開始時

1.	必要物品の準備ができる。	1	2	3	4
2.	本人確認ができる。	1	2	3	4
3.	酸素療法の目的と方法を説明し、同意を得ることができる。	1	2	3	4
4.	手指衛生を行い、手袋を装着できる。	1	2	3	4

5A. 人工鼻 (低流量システム使用)

5A-1.	酸素流量計に酸素アダプターを接続し、酸素配管に接続できる。	1	2	3	4
5A-2.	酸素の接続口に、人工鼻専用接続チューブを接続できる。	1	2	3	4
5A-3.	医師の指示流量を流し、酸素の流出を確認できる。	1	2	3	4
5A-4.	患者に装着中の人工鼻と人工鼻専用接続チューブを接続できる。	1	2	3	4
5A-5.	酸素流量が指示通りか、人工鼻と人工鼻専用接続チューブの接続外れはないか、確認できる。	1	2	3	4
5A-6.	手袋を外し、手指衛生ができる。	1	2	3	4
5A-7.	自覚症状や呼吸状態の観察ができる。	1	2	3	4

5B. 気管切開用マスク (高流量システム使用)

5B-1.	ヒーターを使用して高流量システムを組立て、蛇腹と気管切開用マスクを接続できる。	1	2	3	4

次ページへつづく→

5B-2.	ヒーターの電源コードをコンセントにさし、電源を入れ、温度を設定できる。	1 2 3 4
5B-3.	医師の指示流量と酸素濃度に設定し、酸素の流出を確認できる。	1 2 3 4
5B-4	患者の頸部に気管切開用マスクを装着し、気管切開チューブのコネクタ口と接しない程度にストラップで固定できる。	1 2 3 4
5B-5	酸素流量と酸素濃度が指示通りか、ヒーターの電源が「オン」になっているか、酸素流量計とアダプタが斜めに接続されていないか、気管切開チューブのコネクタ口から気管切開用マスクが外れていないか、総流量表で30 L/分以上になっているか確認できる。	1 2 3 4
5B-6	手袋を外し、手指衛生ができる。	1 2 3 4
5B-7	自覚症状や呼吸状態の観察ができる。	1 2 3 4

5C. T字コネクター（高流量システム使用）

5C-1.	ヒーターを使用して高流量システムを組立て、T字コネクターと蛇腹を接続し、対側にも15 cm程度の蛇腹を接続できる。	1 2 3 4
5C-2.	ヒーターの電源コードをコンセントにさし、電源を入れ、温度を設定できる。	1 2 3 4
5C-3.	医師の指示流量と酸素濃度に設定し、酸素の流出を確認できる。	1 2 3 4
5C-4.	気管切開チューブのコネクタ口に、T字コネクターを接続できる。	1 2 3 4
5C-5.	酸素流量と酸素濃度が指示通りか、ヒーターの電源が「オン」になっているか、酸素流量計とアダプタが斜めに接続されていないか、気管切開チューブのコネクタ口からT字コネクターが外れていないか、総流量表で30 L/分以上になっているか確認できる。	1 2 3 4
5C-6.	手袋を外し、手指衛生ができる。	1 2 3 4
5C-7.	自覚症状や呼吸状態の観察ができる。	1 2 3 4

次ページへつづく→

酸素療法終了時

6.	酸素療法が終了することを説明できる。		1 2 3 4
7.	手指衛生を行い、手袋を装着できる。		1 2 3 4
8.	酸素流量を「0」にできる。		1 2 3 4
9.	人工鼻専用接続チューブ、または気管切開用マスク、またはT字コネクターを患者から外し、いずれの場合も人工鼻を装着できる。		1 2 3 4
10.	手袋を外し、手指衛生ができる。		1 2 3 4
11.	自覚症状や呼吸状態の観察ができる。		1 2 3 4
12.	手袋を装着し、酸素流量計を酸素配管から外すことができる。		1 2 3 4
13.	酸素流量計からネブライザーアダプターや加湿専用水等を外し、廃棄できる。		1 2 3 4
14.	手袋を外し、手指衛生ができる。		1 2 3 4

コメント

呼吸・循環を整える技術 —— 酸素療法

37 ネブライザー

[目的] 薬剤を粒子に霧化し、気道に到達させて薬剤の効果を得る

[適応] 気管支拡張薬など、気道への与薬が必要な患者

[必要物品]

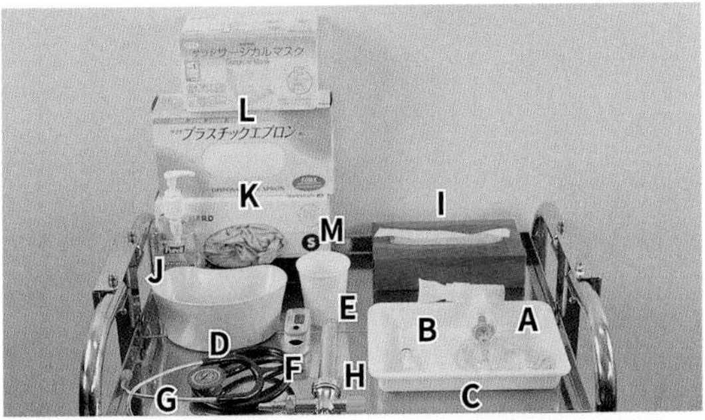

A. ネブライザーセット
B. 吸入薬
C. トレイ
D. ガーグルベースン
E. 含嗽用の水とコップ
F. SpO_2モニタ
G. 聴診器
H. 酸素流量計（必要時）
I. ティッシュペーパー・ビニール袋
J. 手指消毒剤
K. ビニールエプロン（含嗽時）
L. マスク
M. 未滅菌手袋

観察

呼吸状態	咳嗽の有無、呼吸困難感などの自覚症状、努力呼吸の徴候、SpO_2値など
喀痰状況	喀痰の有無、分泌物の性状、量

異常時の対応

嘔気、眩暈、頭痛等を生じた場合

①ネブライザーを中止し、バイタルサイン測定、呼吸状態の観察をする

②医師へ報告し対応を検討する

噴霧されない

①チューブの屈曲や接続を確認する

②薬液の量が多すぎないか、または少なすぎないか確認する

確認日　　年　　月　　日

　　　　　　実施者：　　　　　　　　確認者：

1-できる　2-指導の下でできる　3-演習でできる　4-知識としてわかる

1.	必要物品の準備ができる。	1 2 3 4
2.	ネブライザーの目的と方法を説明し、同意を得ることができる。	1 2 3 4
3.	本人確認ができる。	1 2 3 4
4.	ネブライザー前の呼吸音の聴診や呼吸状態が観察できる。	1 2 3 4
5.	手指衛生を行い、手袋を装着できる。	1 2 3 4
6.	ネブライザーセットを組み立て、吸入薬をネブライザー容器に入れることができる。	1 2 3 4
7.	ネブライザーから噴霧することを確認できる。	1 2 3 4
8.	マウスピースをくわえ、ゆっくり深呼吸するように説明できる。	1 2 3 4
9.	ネブライザーからの噴霧が止まる、または指示時間吸入したら、ネブライザーが終了したことを説明し、ネブライザーを終了できる。	1 2 3 4
10.	自覚症状の変化、呼吸音の聴診や呼吸状態を観察し、ネブライザー前との変化を評価できる。	1 2 3 4
11.	含嗽を実施できる。	1 2 3 4
12.	ネブライザーを片付けることができる。	1 2 3 4
13.	個人防護具を外し、手指衛生ができる。	1 2 3 4

コメント

㊳ 口腔吸引

[目的] 分泌物の除去、異物の除去、気道の開通性の維持

[適応] 嚥下障害のある患者、分泌物の排出が困難な患者、気道管理が
必要な患者

[必要物品]

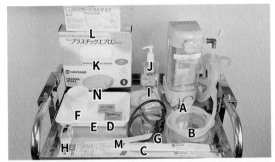

A. 吸引器
B. コネクティングチューブ
C. 吸引カテーテル（12 Fr程度）
D. 消毒用アルコール綿
E. トレイ
F. 通水用の水とコップ
G. 聴診器
H. SpO₂モニタ
I. ビニール袋
J. 手指消毒剤
K. ビニールエプロン
L. マスク
M. アイガードまたはゴーグル
N. 未滅菌手袋

観察	
呼吸状態	呼吸困難感などの自覚症状、努力呼吸の徴候、呼吸音、咳嗽力、SpO₂値など
分泌物の性状	分泌物の量、性状、粘稠度（ねんちゅうど）

異常時の対応

呼吸状態の悪化

①吸引の中止

②意識レベルの低下の有無、バイタルサイン測定を実施

③呼吸状態の観察

④医師へ報告し、酸素療法の開始や増量を検討する

チェックリスト

確認日　　年　　月　　日

　　　　　　　実施者：　　　　　　　確認者：

1-できる　2-指導の下でできる　3-演習でできる　4-知識としてわかる

1.	吸引の必要性が判断できる。		1 2 3 4
2.	必要物品の準備ができる。		1 2 3 4
3.	本人確認ができる。		1 2 3 4
4.	口腔吸引の必要性を説明し、同意を得ることができる。		1 2 3 4
5.	吸引器本体を壁面架台などに取り付け、吸引用アウトレットに差し込むことができる。		1 2 3 4
6.	手指衛生を行い、ビニールエプロン、マスク、ゴーグルまたはアイガード、未滅菌手袋を装着できる。		1 2 3 4
7.	患者の体位をセミファーラー位、または座位に整えることができる。		1 2 3 4
8.	洗浄水とコップを通水しやすい位置に配置できる。		1 2 3 4
9.	吸引圧を-15〜-20 kPa（≒100〜150 mmHg）に設定し、吸引圧がかかることを確認できる。		1 2 3 4
10.	吸引カテーテルとコネクティングチューブを接続し、吸引カテーテルの先端から10 cm程度の位置で、清潔に取り出して持つことができる。		1 2 3 4
11.	患者に声かけをしながら、吸引圧をかけたまま、口腔に吸引カテーテルを10 cm程度挿入できる。		1 2 3 4
12.	口蓋垂に当たらないように、また口蓋垂を越えないように吸引できる。		1 2 3 4
13.	酸素投与時は酸素マスクを戻し、繰り返し吸引する必要性を判断できる。		1 2 3 4
14.	吸引終了後、吸引カテーテルに付着した分泌物を消毒用アルコール綿で拭き、洗浄水を通水できる。		1 2 3 4

次ページへつづく→

15.	吸引カテーテルをコネクティングチューブから外すことができる。	1 2 3 4
16.	吸引カテーテルを手袋で包むように、手袋ごと廃棄できる。	1 2 3 4
17.	個人防護具を外し、手指衛生ができる。	1 2 3 4
18.	吸引が終了したことを伝え、呼吸状態を観察できる。	1 2 3 4

コメント

39 気管切開患者の開放式気管吸引

[目的] 分泌物の除去、気道の開通性の維持

[適応] ・気管切開患者で人工気道を有する患者
・分泌物の排出が困難な患者

[必要物品]

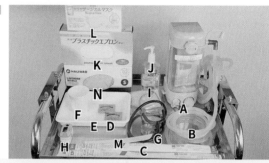

A. 吸引器	を繰り返す時、吸引カテー
B. コネクティングチューブ	テルを単回使用しない場合
C. 吸引カテーテル (12 Fr 程度)	は滅菌水と滅菌コップ)
D. 消毒用アルコール綿	G. 聴診器
E. トレイ	H. SpO₂ モニタ
F. 通水用の水とコップ (吸引	I. ビニール袋

J. 手指消毒剤
K. ビニールエプロン
L. マスク
M. アイガードまたはゴーグル
N. 未滅菌手袋

観察

呼吸状態	呼吸困難感などの自覚症状、努力呼吸の徴候、呼吸音、咳嗽力、SpO₂値など
分泌物の性状	分泌物の量、性状、粘稠度 (ねんちゅうど)

異常時の対応

呼吸状態の悪化

①吸引の中止

②意識レベルの低下の有無・バイタルサイン測定を実施

③呼吸状態の観察

④医師へ報告し酸素療法の開始や増量を検討する

確認日　　年　　月　　日

　　　　　　　　　　　実施者：　　　　　　　確認者：

1-できる　2-指導の下でできる　3-演習でできる　4-知識としてわかる

1.	吸引の必要性が判断できる。	1 2 3 4
2.	必要物品の準備ができる。	1 2 3 4
3.	本人確認ができる。	1 2 3 4
4.	気管吸引の必要性を説明し、同意を得ることができる。	1 2 3 4
5.	吸引器本体を壁面架台などに取り付け、吸引用アウトレットに差し込むことができる。	1 2 3 4
6.	手指衛生を行い、ビニールエプロン、マスク、ゴーグルまたはアイガード、未滅菌手袋を装着できる。	1 2 3 4
7.	洗浄水とコップを通水しやすい位置に配置できる。	1 2 3 4
8.	吸引圧を-15〜-20 kPa（≒100〜150 mmHg）に設定し、吸引圧がかかることを確認できる。	1 2 3 4
9.	人工気道にカフ上部吸引ポートが付いている場合は、カフ上部吸引を行うことができる。	1 2 3 4
10.	人工鼻装着時は人工鼻を、気管切開用マスク装着時は気管切開用マスクを外すことができる。	1 2 3 4
11.	吸引カテーテルとコネクティングチューブを接続し、吸引カテーテルの先端から10 cm程度の位置で、清潔に取り出して持つことができる。	1 2 3 4
12.	患者に声かけをしながら、吸引圧をかけたまま吸引カテーテルを気管切開孔に10 cm程度挿入できる。	1 2 3 4
13.	ゆっくり引き抜きながら吸引できる。	1 2 3 4
14.	人工鼻または気管切開用マスクを戻し、繰り返し気管吸引の必要性を判断できる。	1 2 3 4

次ページへつづく→

15.	吸引終了後、吸引カテーテルに付着した分泌物を消毒用アルコール綿で拭き、洗浄水を通水できる。	1 2 3 4
16.	吸引カテーテルをコネクティングチューブから外すことができる。	1 2 3 4
17.	吸引カテーテルを手袋で包むように、手袋ごと廃棄できる。	1 2 3 4
18.	個人防護具を外し、手指衛生ができる。	1 2 3 4
19.	吸引圧を止めることができる。	1 2 3 4
20.	吸引が終了したことを伝え、呼吸状態を観察できる。	1 2 3 4

コメント

40 気管チューブの カフ圧管理

[目的] 気管壁と気管チューブの間のリーク防止

[適応] カフ付気管チューブの装着患者

[必要物品]

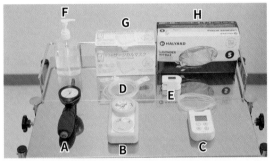

●カフ圧計
A. ゴム球タイプ
B. ダイヤルタイプ
C. 自動調節タイプ

D. カフ圧計の接続チューブ
　（専用のものがある場合）
E. SpO₂モニタ
F. 手指消毒剤

G. マスク
H. 未滅菌手袋

観察	
気管チューブの状態	気管チューブの固定状況(ゆるみの有無)、固定位置
患者の状態	呼吸状態、声漏れの有無

異常時の対応

カフ圧調整後に声漏れがあるとき

①気管チューブが浅くなっていないか、抜けていないか確認する。抜けている場合は、医師へ再挿入を依頼する

②体位や頸部の向きを変えても声漏れがするか確認する。体位や頸部の向きを変えると声漏れが改善するときは、気管径の違いが原因と考えられる。声が漏れなくなる位置へ調整する

③再度カフ圧調整を実施し、声漏れがある場合は、カフ損傷が疑われるため、気管チューブの交換を医師へ相談する。カフ圧を上昇させると声が漏れなくなることがあるが、チューブ入れ替えまでの一時的以外に、持続的にカフ圧を高値に維持してはいけない

確認日　　年　　　月　　　日

　　　　　　　　実施者：　　　　　　　　確認者：

1-できる　2-指導の下でできる　3-演習でできる　4-知識としてわかる

開始時

1.	カフ圧調整の必要性を判断できる。	1　2　3　4
2.	必要物品の準備ができる。	1　2　3　4
3.	本人確認ができる。	1　2　3　4
4.	カフ圧調整の目的を説明し、同意を得ることができる。	1　2　3　4
5.	手指衛生を行い、マスクと手袋を装着できる。	1　2　3　4
6.	人工気道にカフ上部吸引ポートが付いている場合は、カフ上部吸引を行うことができる。	1　2　3　4

7A. ゴム球タイプのカフ圧計

7A-1.	カフ圧計の目盛りが「0 cmH$_2$O（≒hPa）」であることが確認できる。	1　2　3　4
7A-2.	カフ圧計をパイロットバルブに接続できる。	1　2　3　4
7A-3.	カフ圧計のゴム球を握って加圧して空気を注入できる。	1　2　3　4
7A-4.	カフ圧計の排気用のボタンを押してカフ圧を30 cmH$_2$O（≒hPa）に調整できる。	1　2　3　4
7A-5.	カフ圧計をパイロットバルブから外すことができる。	1　2　3　4

7B. 専用接続チューブ付きカフ圧計

7B-1.	カフ圧計に専用接続チューブを接続し、接続部のゆるみがないか確認できる。	1　2　3　4
7B-2.	カフ圧計の目盛りが「0 cmH$_2$O（≒hPa）」であることが確認できる。	1　2　3　4

次ページへつづく→

7B-3.	専用接続チューブのクレンメを閉じ、カフ圧を30 cmH₂O (≒hPa) に調整できる。	1 2 3 4
7B-4.	専用接続チューブをパイロットバルブに接続できる。	1 2 3 4
7B-5.	専用接続チューブのクレンメを開き、カフ圧を30 cmH₂O (≒hPa) に調整できる。	1 2 3 4
7B-6.	専用接続チューブのクレンメを閉じ、パイロットバルブから外すことができる。	1 2 3 4

7C. 自動調節カフ圧計

7C-1.	カフ圧計の電源を入れ、カフ圧を30 cmH₂O (≒hPa) に設定できる。	1 2 3 4
7C-2.	カフ圧計をパイロットバルブに接続できる。	1 2 3 4
7C-3.	カフ圧が30 cmH₂O (≒hPa) であるか確認できる。	1 2 3 4
7C-4.	カフ圧計をパイロットバルブから外すことができる。	1 2 3 4

7D. 常時カフ圧をコントロールする場合

7D-1.	自動調節カフ圧計の電源を入れ、カフ圧を25 cmH₂O (≒hPa) に設定できる。	1 2 3 4
7D-2.	自動調節カフ圧計に専用接続チューブを接続し、接続部のゆるみがないか確認できる。	1 2 3 4
7D-3.	専用接続チューブをパイロットバルブに接続できる。	1 2 3 4
7D-4.	カフ圧が25 cmH₂O (≒hPa) であるか確認できる。	1 2 3 4
7D-5.	専用接続チューブが引っ張られないように、カフ圧計をベッドサイドに取り付けることができる。	1 2 3 4

終了時

8.	声漏れ等がないか確認できる。	1 2 3 4
9.	終了したことを伝え、呼吸状態の変化がないか確認できる。	1 2 3 4

㊶ 気管切開チューブの交換

[目的] 気管切開チューブは長期に留置すると汚染やチューブ内の分泌物による閉塞などが起こるため、定期的な交換が必要となる

[適応] 気管切開患者

[必要物品]

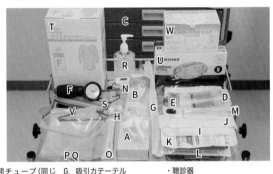

A. 気管切開チューブ（同じサイズ、1サイズ小さいサイズ）
B. 気管切開チューブ固定フォルダー
C. 救急カート（気管挿管できる準備）
・バッグバルブマスク
D. 10 mLシリンジ
E. 水溶性潤滑剤
F. カフ圧計

G. 吸引カテーテル
H. 人工鼻
・トラキマスク
I. 滅菌ガーゼ
J. 滅菌攝子
K. 滅菌手袋
L. 滅菌トレイ
M. 消毒剤入り綿棒（10%ポビドンヨード/0.5%クロルヘキシジングルコン酸製剤）
N. SpO₂モニタ

・聴診器
O. おしぼり
P. 吸水・防水シーツ
Q. ビニール袋
R. 手指消毒剤
S. サージカルキャップ
T. 袖付きビニールエプロン
U. 未滅菌手袋
V. アイガードまたはゴーグル
W. マスク

観察

バイタルサイン・SpO_2低下の有無・呼吸状態の変化の有無・呼吸音の聴診。両側の頸部及び鎖骨上部の握雪感の有無、気管からの出血の有無

異常時の対応

交換時・後に呼吸状態、およびSpO_2低下などがあれば医師と酸素投与について検討する

確認日　　年　　月　　日

　　　　　　実施者：　　　　　　　　確認者：

1-できる　2-指導の下でできる　3-演習でできる　4-知識としてわかる

1.	必要物品の準備ができる。	1 2 3 4
2.	救急カート、バッグバルブマスク、気管挿管の準備ができる。	1 2 3 4
3.	気管切開チューブの交換目的を説明し、同意を得ることができる。	1 2 3 4
4.	本人確認ができる。	1 2 3 4
5.	患者を仰臥位にしSpO$_2$モニタを装着できる。	1 2 3 4
6.	〈実施者〉手指衛生後、ビニールエプロン、マスク、アイガードまたはゴーグル、サージカルキャップを装着できる。	1 2 3 4
7.	〈介助者〉手指衛生後、ビニールエプロン、マスク、アイガードまたはゴーグル、サージカルキャップを装着できる。	1 2 3 4
8.	〈実施者〉滅菌手袋を装着できる。	1 2 3 4
9.	〈介助者〉未滅菌手袋を装着できる。	1 2 3 4
10.	〈介助者〉吸水・防水シーツを敷くことができる。	1 2 3 4
11.	〈介助者〉滅菌トレイに気管切開チューブ、滅菌ガーゼ、10 mLシリンジを取り出すことができる。	1 2 3 4
12.	〈介助者〉滅菌ガーゼに水溶性潤滑剤を出すことができる。	1 2 3 4
13.	〈実施者〉インフレーションチューブに10 mLシリンジで8 mL程度の空気を注入しバルーンの破損がないか確認し空気を抜くことができる。	1 2 3 4
14.	〈実施者〉気管切開チューブ先端に水溶性潤滑剤を塗布できる。	1 2 3 4

次ページへつづく→

15.	〈介助者〉実施者の手の届く範囲にビニール袋を準備できる。	1 2 3 4
16.	〈介助者〉患者の口腔、カフ上部、気管の吸引を実施できる。	1 2 3 4
17.	〈介助者〉吸引カテーテルを交換し、新たに吸引を実施できる準備ができる。	1 2 3 4
18.	〈介助者〉消毒剤入り綿棒で気管切開チューブとその周囲の皮膚を消毒できる。	1 2 3 4
19.	〈介助者〉気管切開チューブの固定フォルダーを外すことができる。	1 2 3 4
20.	〈介助者〉トラキマスク、人工鼻があれば外すことができる。	1 2 3 4
21.	〈介助者〉インフレーションチューブに10 mLシリンジを取り付けることができる。	1 2 3 4
22.	〈介助者〉実施者の指示によりインフレーションチューブから空気を抜くことができる。	1 2 3 4
23.	〈実施者〉気管切開チューブを抜去できる。	1 2 3 4
24.	〈介助者〉消毒剤入り綿棒を開封し、実施者に渡すことができる。	1 2 3 4
25.	〈実施者〉気管切開孔周囲を消毒できる。	1 2 3 4
26.	〈実施者〉新しい気管切開チューブを挿入できる。	1 2 3 4
27.	〈介助者〉適宜吸引を実施できる。	1 2 3 4
28.	〈介助者〉実施者の指示によりインフレーションチューブに空気を注入できる。	1 2 3 4
29.	〈介助者〉気管切開チューブ周囲を清拭できる。	1 2 3 4
30.	〈介助者〉気管切開チューブの固定フォルダーを装着することができる。	1 2 3 4
31.	〈介助者〉トラキマスク、人工鼻などを装着できる。	1 2 3 4
32.	〈介助者〉呼吸状態の変化、SpO$_2$低下の有無、呼吸音の異常を観察できる。	1 2 3 4

次ページへつづく→

33.	〈介助者〉両側の頸部及び鎖骨上部を触診し皮下気腫を示す握雪感が無いか確認できる。	1 2 3 4
34.	〈介助者〉吸水・防水シーツを取り除くことができる。	1 2 3 4
35.	〈介助者〉個人防護具を外し、手指衛生ができる。	1 2 3 4
36.	〈介助者〉寝衣と寝具を整えることができる。	1 2 3 4
37.	〈介助者〉気管切開チューブの交換が終了したことを伝え患者の状態に変化はないかを観察できる。	1 2 3 4

コメント

呼吸・循環を整える技術 ── 気管切開チューブの交換

気管切開チューブ
インナーカニューレ交換

[目的] 気管切開チューブは長期に留置することで汚染やチューブ内の分泌物による閉塞などが起こるため、定期的な交換が必要となる。また気道の分泌物が閉塞し緊急にインナーカニューレの交換を実施することもある

[適応] 気管切開患者、インナーカニューレ交換可能な気管切開チューブ使用患者

[必要物品]

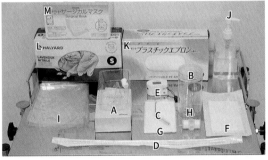

A. インナーカニューレ	E. SpO₂モニタ	J. 手指消毒剤
B. 保管ケース	F. 滅菌ガーゼ	K. 袖付きビニールエプロン
C. 洗浄用ブラシ	G. 未滅菌ガーゼ	L. 未滅菌手袋
D. 吸引カテーテル	H. 人工鼻	・アイガードまたはゴーグル
・聴診器	I. ビニール袋	M. マスク

確認日　　年　　月　　日

実施者：　　　　　　　　確認者：

1-できる　2-指導の下でできる　3-演習でできる　4-知識としてわかる

1.	必要物品の準備ができる。	1 2 3 4
2.	インナーカニューレの交換目的を説明し、同意を得ることができる。	1 2 3 4
3.	本人確認ができる。	1 2 3 4
4.	患者を仰臥位にし、SpO₂モニタを装着できる。	1 2 3 4
5.	手指衛生後、ビニールエプロン、マスク、アイガードまたはゴーグル、手袋を装着することができる。	1 2 3 4
6.	トラキマスク、人工鼻があれば外すことができる。	1 2 3 4
7.	患者の口腔、カフ上部、気管の吸引を実施できる。	1 2 3 4
8.	気管カニューレのネックプレートを指で固定できる。	1 2 3 4
9.	インナーカニューレのスライドロックを患者側にスライドしロックを解除できる。	1 2 3 4
10.	インナーカニューレのツイストロックを左に回しロックを解除できる。	1 2 3 4
11.	インナーカニューレを取り出すことができる。	1 2 3 4
12.	交換用インナーカニューレに交換できる。	1 2 3 4
13.	ツイストロックを右側に回しONにできる。	1 2 3 4
14.	スライドロックを手前に引きONにできる。	1 2 3 4
15.	トラキマスク、人工鼻などを装着できる。	1 2 3 4
16.	呼吸状態の変化、SpO₂低下の有無、呼吸音の異常を観察できる。	1 2 3 4
17.	個人防護具を外し、手指衛生ができる。	1 2 3 4
18.	寝衣と寝具を整えることができる。	1 2 3 4

呼吸・循環を整える技術 ── 気管切開チューブインナーカニューレ交換

次ページへつづく→

19.	インナーカニューレの交換が終了したことを伝えることができる。	1 2 3 4
20.	患者の状態に変化はないかを観察できる。	1 2 3 4

インナーカニューレの洗浄方法

1.	手指衛生後、ビニールエプロン、マスク、手袋を装着できる。	1 2 3 4
2.	インナーカニューレを付属または専用の洗浄ブラシで洗浄できる。	1 2 3 4
3.	インナーカニューレを乾燥させ、保管ケースにしまうことができる。	1 2 3 4

コメント

43 手術創の処置

[目的] ・手術創の観察：術直後〜2、3日は、創傷治癒過程を妨げないために、ドレッシング材を貼付したまま経過をみるため、術後はじめての処置は術後48時間がすでに経過してから実施する
・手術創の治癒促進
・手術創の痛みの緩和

[適応] 手術創を有する患者

[必要物品]

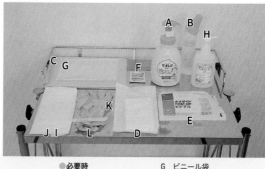

●洗浄時
A. 洗浄剤
B. 微温湯と洗浄ボトル（洗浄時）
C. 吸水・防水シーツ
D. 滅菌ガーゼまたは不織布ガーゼ等

●必要時
E. ドレッシング材（ポリウレタンフィルムドレッシング材など）
F. 剝離剤

G. ビニール袋

●個人防護具
H. 手指消毒剤
I. ビニールエプロン
J. マスク
K. アイガードまたはゴーグル
L. 未滅菌手袋

創傷管理技術 ── 創傷処置

創部	創部の色、大きさ、滲出液の有無、出血の有無（治癒過程の評価） 創の発赤、熱感、腫脹、痛み（感染の4兆候）＋排膿、発熱、離開、臭気
剥がしたドレッシング材	剥がしたドレッシング材の滲出液の性状やドレッシング材の吸収の程度
創周囲	創周囲の皮膚トラブル（表皮剥離、びらん、水疱形成）

創部が悪化したとき

①医師に報告する

②医師と原因を検討する

③医師と創傷処置の方法を検討する

④医師と創部の培養採取、抗生剤の使用について検討する

創周囲の皮膚トラブル出現時

①医師に報告する

②皮膚トラブルへの対応方法について医師に確認する

③状況に応じて皮膚・排泄ケア認定看護師にコンサルテーションする

確認日　　年　　月　　日

　　　　　　　実施者：　　　　　　　　確認者：

1-できる　2-指導の下でできる　3-演習でできる　4-知識としてわかる

1.	必要物品の準備ができる。	1 2 3 4
2.	手術創処置の目的を説明し、同意を得ることができる。	1 2 3 4
3.	本人確認ができる。	1 2 3 4
4.	手指衛生を行い、ビニールエプロン、マスク、アイガードまたはゴーグル、手袋を装着できる。	1 2 3 4
5.	創部全体が見える安楽な体位にし、汚染しないように、寝衣や寝具を調整できる。	1 2 3 4
6.	吸水・防水シーツを敷き、ビニール袋を近くに準備できる。	1 2 3 4
7.	ドレッシング材を除去できる。	1 2 3 4
8.	創部を観察できる。	1 2 3 4
9.	創部を洗浄できる。	1 2 3 4
10.	滅菌ガーゼ等で押さえるように水分を除去できる。	1 2 3 4
11.	手袋を交換できる。	1 2 3 4
12.	ドレッシング材貼付の必要性が判断でき、かつ必要時は貼付できる。	1 2 3 4
13.	吸水・防水シーツを除去できる。	1 2 3 4
14.	手袋、ビニールエプロン、アイガードまたはゴーグルを外し、手指衛生ができる。	1 2 3 4
15.	患者の寝衣と寝具を整えることができる。	1 2 3 4

コメント

[目的] 褥瘡の観察、褥瘡の治癒促進、褥瘡部の痛みの緩和

[適応] 褥瘡を有する患者

[必要物品]

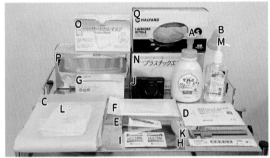

A. 洗浄剤
B. 微温湯と洗浄ボトル(洗浄時)
C. 吸水・防水シーツ・不織布ガーゼ等
D. ハイドロコロイドドレッシング(必要時)

●軟膏塗布時
E. 軟膏
F. 滅菌ガーゼ
G. フィルムドレッシング材
H. 舌圧子
I. 剥離剤(必要時)
J. カメラ(必要時)
K. メジャー

L. ビニール袋

●個人防護具
M. 手指消毒剤
N. ビニールエプロン
O. マスク
P. アイガードまたはゴーグル
Q. 未滅菌手袋

褥瘡	①評価ツール(DESIGN-R®2020等)に沿った項目(深さ、浸出液、大きさ、炎症/感染徴候、肉芽組織、壊死組織、ポケット等) ②褥瘡部の発赤、熱感、腫脹、疼痛(感染の4兆候)＋排膿、発熱、臭気、ぬめり
剥がしたドレッシング材	剥がしたドレッシング材の滲出液の性状やドレッシング材の吸収の程度
創周囲の皮膚	褥瘡周囲の皮膚トラブル(表皮剥離、びらん、水泡形成)

褥瘡が悪化したとき

①医師に報告する(院内基準に基づき皮膚・排泄ケア認定看護師に報告する)

②医師と原因を検討する

③医師と創傷処置の方法を検討する

④医師と創部の培養採取、抗生剤の使用について検討する

褥瘡周囲の皮膚トラブル出現時

①医師に報告する

②皮膚トラブルへの対応方法について医師に確認する

③状況に応じて皮膚・排泄ケア認定看護師にコンサルテーションする

創傷管理技術 ── 褥瘡処置

確認日　　　年　　　月　　　日

　　　　　　　　実施者：　　　　　　　　　確認者：

1-できる　2-指導の下でできる　3-演習でできる　4-知識としてわかる

1.	必要物品の準備ができる。	1 2 3 4
2.	褥瘡処置の目的を説明し、同意を得ることができる。	1 2 3 4
3.	本人確認ができる。	1 2 3 4
4.	手指衛生を行い、ビニールエプロン、手袋、マスクを装着できる。	1 2 3 4
5.	褥瘡全体が見え、安楽な体位に整えることができる。	1 2 3 4
6.	汚染しないように、寝衣や寝具を調整できる。	1 2 3 4
7.	吸水・防水シーツを敷くことができる。	1 2 3 4
8.	ビニール袋を近くに準備することができる。	1 2 3 4
9.	ドレッシング材（ガーゼ）を除去できる。	1 2 3 4
10.	洗浄水の湯温を確認し、褥瘡部と周囲の皮膚を洗うことができる。	1 2 3 4
11.	清潔なガーゼで押さえるように水分を除去できる。	1 2 3 4
12.	適宜、手袋を交換できる。	1 2 3 4
13.	褥瘡を観察できる（褥瘡を評価スケールを用いて評価できる）。	1 2 3 4

ドレッシング材使用の場合

1.	ドレッシング材を貼付できる。	1 2 3 4

次ページへつづく→

軟膏塗布の場合

1. 薬剤を塗布し、滅菌ガーゼをあて、フィルムドレッシング材で覆うことができる。　1 2 3 4

終了後

1. 個人防護具を外し、手指衛生ができる。　1 2 3 4

2. 患者の寝衣と寝具を整えることができる。　1 2 3 4

コメント

㊺ スキン–テアの処置

[目的] スキン–テアの観察、スキン–テアの治癒促進、スキン–テア部の
痛みの緩和

[適応] スキン–テアを有する患者

[必要物品]

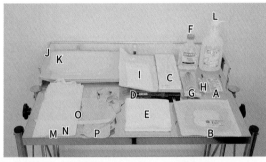

●皮膚接合用テープを貼付する場合
A. 皮膚接合用テープ（ステリストリップ等）
B. ウレタンフォームドレッシング材（非固着性ドレッシング材）
C. 滅菌鑷子
D. 油性マジック（必要時）

●皮膚接合用テープを貼付しない場合
・ワセリンなどの軟膏
・舌圧子
E. 非固着性ガーゼ
・包帯

●洗浄時
F. 生理食塩液（100ml）
G. 洗浄用シリンジ
H. 18 G 針

I. 滅菌ガーゼ
J. 吸水・防水シーツ
K. ビニール袋

●個人防護具
L. 手指消毒剤
M. ビニールエプロン
N. マスク
O. アイガードまたはゴーグル
P. 未滅菌手袋

168

観察	
スキン-テア発生時の状況（原因）	ベッド柵や寝衣との接触、掻痒による掻破など
スキン-テア部	スキン-テアの観察（出血の有無、皮弁の有無、色調）
スキン-テア周囲の皮膚	スキン-テア周囲の皮膚の状態（乾燥・紫斑の有無）
自覚症状	痛みの有無

異常時の対応

スキン-テアが悪化したとき

①医師に報告する

②医師と原因を検討する

③医師と創傷処置の方法を検討する

④状況に応じて皮膚科医、形成外科医、皮膚・排泄ケア認定看護師にコンサルテーションする

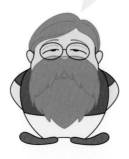

初めてのときや慣れていないときは、無理に皮弁を戻さないようにするんじゃ。
皮弁がちぎれたり、出血させたり、悪化の原因になるからな。

確認日　　年　　月　　日

　　　　　　　実施者：　　　　　　　確認者：

1-できる　2-指導の下でできる　3-演習でできる　4-知識としてわかる

1.	必要物品の準備ができる。	1 2 3 4
2.	スキン-テア処置の目的を説明し、同意を得ることができる。	1 2 3 4
3.	本人確認ができる。	1 2 3 4
4.	手指衛生を行い、ビニールエプロン、マスク、アイガードまたはゴーグル、手袋を装着できる。	1 2 3 4
5.	スキン-テア全体が見え、安楽な体位に整えることができる。	1 2 3 4
6.	汚染しないように、寝衣や寝具を調整できる。	1 2 3 4
7.	吸水・防水シーツを敷くことができる。	1 2 3 4
8.	ビニール袋を近くに準備できる。	1 2 3 4
9.	スキン-テアの観察ができる。	1 2 3 4
10.	スキン-テアを洗浄できる。	1 2 3 4
11.	滅菌ガーゼ等で押さえるように水分を除去できる。	1 2 3 4
12.	吸水・防水シーツを交換できる。	1 2 3 4
13.	手袋を交換できる。	1 2 3 4
14.	皮弁が残存している場合、皮弁をもとの位置にもどすことができる。	1 2 3 4

15A. 皮膚接合用テープを貼付する場合

15A-1.	皮膚接合用テープで皮弁を固定できる。	1 2 3 4
15A-2.	ウレタンフォームドレッシング材でスキン-テアを覆うことができる。	1 2 3 4

次ページへつづく→

15B. 軟膏類を塗布する場合

15B-1. ワセリンなどの軟膏類をスキン-テア部に塗布できる。 | 1 2 3 4

15A-2. 非固着性ガーゼで覆うことができる。 | 1 2 3 4

15A-3. 包帯で被覆固定できる。 | 1 2 3 4

16. 終了後

16-1. 防水・吸水シーツを外すことができる。 | 1 2 3 4

16-2. 個人防護具を外し、手指衛生ができる。 | 1 2 3 4

16-3. 患者の寝衣と寝具を整えることができる。 | 1 2 3 4

コメント

46 経口投与法

錠剤、散剤、液剤、舌下錠、バッカル錠、トローチ

[目的] 経口投与法は錠剤、散剤、液剤、舌下錠、バッカル錠、トローチなど薬の剤形により消化吸収過程や吸収速度が異なるが、最も簡便で薬剤投与に用いられる方法である

[適応] 経口投与が必要な患者

[必要物品]

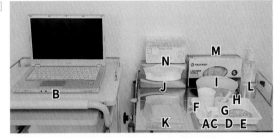

A. 薬剤
B. 指示書
C. 薬品ケース
D. トレイ
E. オブラート
F. コップ・水
G. 乳鉢
H. 乳棒
I. ガーグルベースン
J. ティッシュペーパー
K. ビニール袋
L. 手指消毒剤
M. 未滅菌手袋
N. マスク

観察

バイタルサインの異常の有無

各薬剤の薬効、副作用の観察

異常時の対応

経口投与中に誤嚥があれば投与を中止し、呼吸状態、バイタルサインを観察する

呼吸状態やバイタルサインが改善しない場合は医師へ報告する

患者がうまく内服できない場合は患者に適した薬剤の形状を薬剤師と相談し変更する

確認日　　年　　　月　　　日

　　　　　　　実施者：　　　　　　　　確認者：

1-できる　2-指導の下でできる　3-演習でできる　4-知識としてわかる

1.	必要物品の準備ができる。	1 2 3 4
2.	薬剤にアレルギーが無いことを確認できる。	1 2 3 4
3.	指示書と薬剤、照合し6Rを確認できる。	1 2 3 4
4.	薬剤を取り出し薬品ケースに入れることができる。	1 2 3 4
5.	患者が飲みやすい形に剤形を調整できる。	1 2 3 4
6.	経口投与の目的を説明し、同意を得ることができる。	1 2 3 4
7.	本人確認ができる。	1 2 3 4
8.	患者を座位または半座位にできる。	1 2 3 4
9.	手指衛生をし、マスク、手袋を装着できる。	1 2 3 4
10.	錠剤・散剤・液剤：水を1〜2口飲ませ、口腔を潤すことができる。	1 2 3 4
11.	錠剤・散剤・液剤：錠剤を服用させ、水をコップ一杯程度飲ませることができる。	1 2 3 4
12.	錠剤・散剤・液剤：口腔に薬剤が残っていないかどうか確認できる。	1 2 3 4
13.	舌下錠：舌小体の横に舌下錠を置き、錠剤が自然溶解し舌下の粘膜に吸収するまで待つことができる。	1 2 3 4
14.	バッカル錠：臼歯と頬の間にはさみ、唾液でゆっくりと溶解させ、口腔粘膜から吸収させることができる。	1 2 3 4
15.	トローチ：トローチを舌上部に置き、自然に溶けるのを待ち、口腔に出来るだけ長く留めておくことができる。	1 2 3 4
16.	手袋を外し手指衛生ができる。	1 2 3 4
17.	経口投与が終了したことを説明し状態に変化がないか観察できる。	1 2 3 4

47 簡易懸濁法

[目的] 簡易懸濁法は、錠剤をつぶしたり、カプセルを開封したりせず、55℃の温湯に入れて崩壊・懸濁させる方法である。栄養チューブからの薬剤投与に適した投与方法である

[適応] 栄養チューブからの薬剤投与が必要な患者

[必要物品]

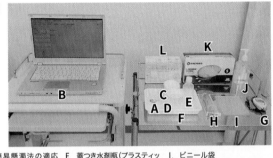

A. 薬剤（簡易懸濁法の適応薬品）
B. 指示書
C. 微温湯
D. 55℃の温湯
E. 蓋つき水剤瓶（プラスティック製）
F. トレイ
G. ストップウォッチ
H. カテーテル用シリンジ
I. ビニール袋
J. 手指消毒剤
K. 未滅菌手袋
L. マスク

観察
バイタルサインの異常の有無
各薬剤の薬効、副作用の観察

異常時の対応
簡易懸濁法で溶解しない薬剤もあるため、投与に適した薬剤かどうかを薬剤師に確認する
薬剤で栄養チューブや胃管が閉塞した場合は栄養チューブや胃管を抜去し新しいものに交換する

確認日　　　年　　　月　　　日

　　　　　　実施者：　　　　　　　　確認者：

1-できる　2-指導の下でできる　3-演習でできる　4-知識としてわかる

1.	必要物品の準備ができる。	1 2 3 4
2.	簡易懸濁法が適応となる薬剤であるかを確認できる。	1 2 3 4
3.	薬剤のアレルギーが無いことを確認できる。	1 2 3 4
4.	指示書と薬剤を照合し6Rを確認できる。	1 2 3 4
5.	錠剤・カプセル剤を水剤瓶に入れることができる。	1 2 3 4
6.	水剤瓶に約55℃の温湯を20 mL入れ蓋をして数回転倒混和し10分間放置できる(簡易懸濁法)。	1 2 3 4
7.	患者に薬剤投与の目的を説明し同意を得ることができる。	1 2 3 4
8.	本人確認ができる。	1 2 3 4
9.	手指衛生後にマスクと手袋を装着できる。	1 2 3 4
10.	簡易懸濁した薬剤を紙コップに移すことができる。	1 2 3 4
11.	簡易懸濁法で溶解した薬剤をカテーテルシリンジに移すことができる。	1 2 3 4
12.	栄養チューブ内の栄養剤を20 mLの微温湯で流すことができる。	1 2 3 4
13.	薬剤入りのカテーテルシリンジを栄養チューブに接続し、薬剤が沈殿しないようシリンジを回し撹拌しながら注入できる。	1 2 3 4
14.	カテーテルシリンジに20 mLの微温湯を吸引し、栄養チューブを洗浄できる。	1 2 3 4
15.	手袋を外し手指衛生ができる。	1 2 3 4
16.	薬剤投与が終了したことを説明し状態に変化がないかを観察できる。	1 2 3 4

48 経皮投与

[目的] 経皮投与の薬剤には局所に対し鎮痛効果のある経皮吸収型鎮痛・抗炎症剤（湿布剤）や経皮的に薬剤を吸収させ、全身に持続的な効果を得られるパッチ剤などがある

[適応] ・消炎鎮痛剤の湿布が必要な患者
・各種パッチ剤が適応となる患者

[必要物品]

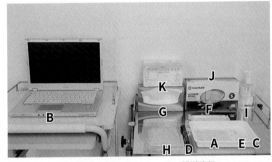

A. 経皮投与薬剤
B. 指示書
C. トレイ
D. 油性マジック

E. 補強テープ
F. おしぼり
G. ティッシュペーパー
H. ビニール袋

I. 手指消毒剤
J. 未滅菌手袋
K. マスク

観察

湿布剤及びパッチ剤の作用、副作用

湿布剤及びパッチ剤貼付部位の発赤・発疹・水泡・掻痒感など

異常時の対応

経皮投与を実施した部位の皮膚の異常があれば経皮投与薬を剥がし、別の部位に貼付する。皮膚の異常は継続して観察し、改善しない場合は医師の診察を依頼する

確認日　　年　　月　　日

　　　　　　実施者：　　　　　　　　確認者：

1-できる　2-指導の下でできる　3-演習でできる　4-知識としてわかる

1.	経皮投与の目的を説明し、同意を得ることができる。	1 2 3 4
2.	本人確認ができる。	1 2 3 4
3.	薬剤にアレルギーが無いことを確認できる。	1 2 3 4
4.	必要物品を準備できる。	1 2 3 4
5.	指示書と、薬剤を照合し6Rを確認できる。	1 2 3 4
6.	手指衛生ができる。	1 2 3 4
7.	マスクと手袋を装着できる。	1 2 3 4

8A. 湿布剤

8A-1.	新しく貼り替える湿布剤に油性マジックで日時を記載できる。	1 2 3 4
8A-2.	経皮投与薬の張り替え、貼付に適した体位を整えることができる。	1 2 3 4
8A-3.	既に貼られている湿布剤があれば除去できる。	1 2 3 4
8A-4.	貼付されていた湿布剤を剥がした部分の皮膚に異常がないか確認できる。	1 2 3 4
8A-5.	皮膚の清拭を実施できる。	1 2 3 4
8A-6.	痛みのある部位を確認できる。	1 2 3 4
8A-7.	新しい湿布剤を適切な部位に貼り付けることができる。	1 2 3 4
8A-8.	新しい湿布剤を貼り付けた後手掌で数秒間圧迫できる。	1 2 3 4

次ページへつづく→

8B. パッチ剤

8B-1.	貼り替えるパッチ剤に油性マジックで日時を記載できる。		1 2 3 4
8B-2.	パッチ剤の貼付に適した体位を整えることができる。		1 2 3 4
8B-3.	既に貼付されているパッチ剤があれば除去できる。		1 2 3 4
8B-4.	貼付されていたパッチ剤を剥がした部分の皮膚に異常がないか確認できる。		1 2 3 4
8B-5.	皮膚の清拭を実施できる。		1 2 3 4
8B-6.	貼付されていたパッチ剤とは別の部位に新しいパッチ剤を貼ることができる。		1 2 3 4
8B-7.	パッチ剤を貼り付けた後手掌で数秒間圧迫できる。		1 2 3 4
8B-8.	麻薬パッチ剤を施設の基準に基づき廃棄できる。		1 2 3 4
9.	寝衣と寝具を整えることができる。		1 2 3 4
10.	個人防護具を外し手指衛生ができる。		1 2 3 4
11.	患者に経皮投与が終了したことを説明し、患者の状態に変化はないかを観察できる。		1 2 3 4

コメント

49 点眼投与

[目的] 炎症や感染、ドライアイ、緑内障や白内障の治療などとしての点眼や、表面麻酔や検査の前処置として点眼が行われる

[適応] 各種疾患や検査などの必要な患者

[必要物品]

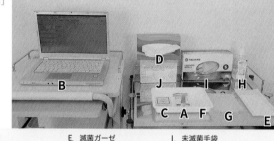

A. 点眼薬
B. 指示書
C. 清浄綿（眼用）
D. ティッシュペーパー

E. 滅菌ガーゼ
F. トレイ
G. ビニール袋
H. 手指消毒剤

I. 未滅菌手袋
J. マスク

観察

結膜の充血、眼痛、掻痒感、羞明感、乾燥感など

散瞳・麻酔効果

異常時の対応

点眼後に目の痛みや頭痛、めまいなどがあれば転倒しないように臥床安静とする。改善しない場合には医師へ報告する

確認日　　年　　月　　日

実施者：　　　　　　　　確認者：

1-できる　2-指導の下でできる　3-演習でできる　4-知識としてわかる

1.	必要物品の準備ができる。	1 2 3 4
2.	点眼投与の目的を説明し、同意を得ることができる。	1 2 3 4
3.	本人確認ができる。	1 2 3 4
4.	薬剤にアレルギーが無いことを確認できる。	1 2 3 4
5.	指示書と薬剤、薬剤ラベルを照合し6Rを確認できる。	1 2 3 4
6.	患者を仰臥位にすることができる。	1 2 3 4
7.	手指衛生を行い、マスクと手袋を装着できる。	1 2 3 4
8.	点眼薬の容器の蓋を外し、清潔な状態で保管できる。	1 2 3 4
9.	下眼瞼に清浄綿をあて、引き下げて結膜を露出できる。	1 2 3 4
10.	下眼瞼の結膜嚢に点眼薬を1滴投与することができる。	1 2 3 4
11.	患者または実施者は目頭を軽く圧迫することができる。	1 2 3 4
12.	患者に1分間閉眼させることができる。	1 2 3 4
13.	点眼薬の容器の蓋を元の状態に戻すことができる。	1 2 3 4
14.	個人防護具を外し手指衛生ができる。	1 2 3 4
15.	患者に点眼投与が終了したことを伝え、患者の状態に変化はないかを観察できる。	1 2 3 4
16.	点眼薬を所定の場所に保管できる。	1 2 3 4

コメント

50 点耳投与

[目的] 炎症や感染の治療として抗生剤やステロイド入り点耳薬を外耳
または中耳に投与する他、耳垢の軟化や麻酔などの薬剤を点耳
薬として投与する

[適応] 各種耳疾患、外耳、中耳の処置の必要な患者

[必要物品]

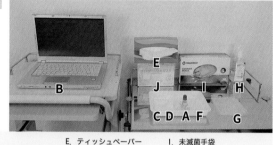

A. 点耳薬
B. 指示書
C. 綿棒
D. 未滅菌ガーゼ

E. ティッシュペーパー
F. トレイ
G. ビニール袋
H. 手指消毒剤

I. 未滅菌手袋
J. マスク

観察
・耳からの出血や浸出液の有無、耳の痛み、掻痒感など ・薬剤の作用、副作用

異常時の対応
点耳投与後にめまいや気分不良などがあれば転倒しないように安静臥床させる。改善しない場合には医師へ報告する

確認日　　年　　月　　日

　　　　　　　　実施者：　　　　　　　　確認者：

1-できる　2-指導の下でできる　3-演習でできる　4-知識としてわかる

1.	必要物品の準備ができる。	1 2 3 4
2.	点耳薬投与の目的を説明し、同意を得ることができる。	1 2 3 4
3.	本人確認ができる。	1 2 3 4
4.	薬剤にアレルギーが無いことを確認できる。	1 2 3 4
5.	指示書と薬剤、薬剤ラベルを照合し6Rを確認できる。	1 2 3 4
6.	患者を側臥位にし、点耳薬を投与する耳を上にできる。	1 2 3 4
7.	手指衛生を行い、マスクと手袋を装着できる。	1 2 3 4
8.	点耳薬を実施者の体温程度に温めることができる。	1 2 3 4
9.	点耳薬の容器の蓋を外し、清潔な状態で保管できる。	1 2 3 4
10.	点耳薬を指示量投与できる。	1 2 3 4
11.	耳介を上方向に数回まわすように引っ張り薬液を浸透させることができる。	1 2 3 4
12.	点耳薬投与後そのままの姿勢を5分間維持させることができる。	1 2 3 4
13.	点耳薬の容器の蓋を元の状態に戻すことができる。	1 2 3 4
14.	個人防護具を外し手指衛生を行うことができる。	1 2 3 4
15.	患者に点耳投与が終了したことを伝え、患者の状態に変化はないかを観察できる。	1 2 3 4
16.	点耳薬を所定の場所に保管できる。	1 2 3 4

コメント

51 点鼻投与

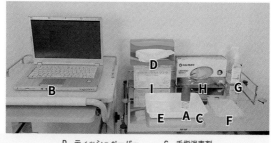

薬液　エアロゾル

[目的] 点鼻薬は、アレルギー性鼻炎に対する抗炎症作用や中枢性尿崩症治療薬、子宮疾患治療薬のホルモン剤投与などがある。薬液またはエアロゾル（噴霧）剤として投与する

[適応] アレルギー性鼻炎、中枢性尿崩症、子宮疾患のある患者

[必要物品]

A. 点鼻薬
B. 指示書
C. トレイ
D. ティッシュペーパー
E. 未滅菌ガーゼ
F. ビニール袋
G. 手指消毒剤
H. 未滅菌手袋
I. マスク

観察

鼻汁、鼻出血、鼻の痛み、鼻腔の乾燥、掻痒感など

薬剤の作用、副作用

異常時の対応

点鼻投与後に鼻出血や気分不良などがあれば転倒しないように安静臥床させる。改善しない場合には医師へ報告する

確認日　　　年　　　月　　　日

実施者：　　　　　　　　確認者：

1-できる　2-指導の下でできる　3-演習でできる　4-知識としてわかる

1.	必要物品の準備ができる。	1 2 3 4
2.	点鼻薬投与の目的を説明し、同意を得ることができる。	1 2 3 4
3.	本人確認ができる。	1 2 3 4
4.	薬剤にアレルギーが無いことを確認できる。	1 2 3 4
5.	指示書と薬剤、薬剤ラベルを照合し6Rを確認できる。	1 2 3 4
6.	手指衛生を行い、マスクと手袋を装着できる。	1 2 3 4
7.	患者を座位または半座位にし、頭部を前方に傾けることができる。	1 2 3 4
8.	患者に鼻をかんでもらうことができる。	1 2 3 4
9.	点鼻薬の容器の蓋を外し、蓋を清潔な状態で保管できる。	1 2 3 4
10.	エアロゾルをワンプッシュ噴霧し正常に薬液が散布されるか確認できる。	1 2 3 4
11.	エアロゾル噴霧部を鼻腔に挿入し指示量投与できる。	1 2 3 4
12.	鼻から出てきた薬剤をティッシュペーパーで拭き取ることができる。	1 2 3 4
13.	点鼻薬のエアロゾル噴霧部を未滅菌ガーゼで拭き取り容器の蓋を元の状態に戻すことができる。	1 2 3 4
14.	個人防護具を外し手指衛生ができる。	1 2 3 4
15.	患者に点鼻薬投与が終了したことを伝え、患者の状態に変化がないかを観察できる。	1 2 3 4

コメント

52 膣内投与

[目的] 膣内の感染症に対する抗生剤投与や抗炎症薬などを投与する目的で膣内投与が行われる

[適応] 膣内感染症や膣内に炎症などがある患者

[必要物品]

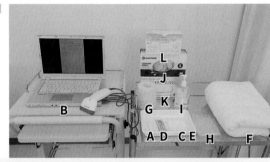

A. 膣錠、膣座薬
B. 指示書
C. 未滅菌ガーゼ
D. 水溶性潤滑剤

E. トレイ
F. バスタオル
G. トイレットペーパー
H. ビニール袋

I. 手指消毒剤
J. 未滅菌手袋
K. ビニールエプロン
L. マスク

観察	異常時の対応
膣座薬及び膣錠の作用、副作用	膣内投与後に出血や気分不良などがあれば安静臥床させる。改善しない場合には医師へ報告する
膣からの出血、分泌物の有無、膣の発赤、腫脹など	
膣の痛みや掻痒感	

確認日　　　年　　　月　　　日

　　　　　　　　　実施者：　　　　　　　　確認者：

1-できる　2-指導の下でできる　3-演習でできる　4-知識としてわかる

1.	必要物品の準備ができる。	1 2 3 4
2.	膣内投与の目的を説明し、同意を得ることができる。	1 2 3 4
3.	本人確認ができる。	1 2 3 4
4.	指示書と薬剤を照合し6Rを確認できる。	1 2 3 4
5.	薬剤にアレルギーが無いことを確認できる。	1 2 3 4
6.	カーテンまたはドアを閉めプライバシーを保護できる。	1 2 3 4
7.	手指衛生を行い、ビニールエプロン、マスク、手袋を装着できる。	1 2 3 4
8.	膣座薬に水溶性潤滑剤を塗布できる。	1 2 3 4
9.	患者を仰臥位にし、両膝を立て左右に開脚させ膣口を露出できる。	1 2 3 4
10.	患者に膣座薬または膣錠を挿入することを説明できる。	1 2 3 4
11.	膣座薬（膣錠）を膣内の奥に挿入できる。	1 2 3 4
12.	手袋を外し、患者の体位、寝衣や寝具を整えることができる。	1 2 3 4
13.	個人防護具を外し手指衛生を行うことができる。	1 2 3 4
14.	膣座薬（膣錠）挿入後30分間安静臥床するように説明できる。	1 2 3 4
15.	患者に膣内投与が終了したことを伝え、患者の状態に変化はないかを観察できる。	1 2 3 4

コメント

53 直腸投与

[目的] 直腸投与薬は、座薬を肛門から直腸に挿入し、解熱、鎮痛、抗炎症作用を目的にしたものと、排便促進など局所作用を目的としたものがある

[適応] 発熱や炎症性疾患のある患者、鎮痛、排便促進の必要な患者

[必要物品]

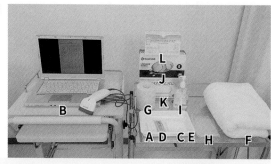

A. 座薬
B. 指示書
C. 未滅菌ガーゼ
D. 水溶性潤滑剤

E. トレイ
F. バスタオル
G. トイレットペーパー
H. ビニール袋

I. 手指消毒剤
J. 未滅菌手袋
K. ビニールエプロン
L. マスク

与薬の技術 — 直腸与薬

観察

座薬の作用、副作用

肛門からの出血、分泌物の有無、肛門の発赤、腫脹など

肛門の痛みや掻痒感

排便の有無、排便の量や性状、下血の有無

異常時の対応

直腸投与後に出血や気分不良などがあれば安静臥床させる。改善しない場合には医師へ報告する

187

確認日　　　年　　　月　　　日

　　　　　　　　実施者：　　　　　　　　確認者：

1-できる　2-指導の下でできる　3-演習でできる　4-知識としてわかる

1.	必要物品の準備ができる。	1	2	3	4
2.	直腸投与の目的を説明し、同意を得ることができる。	1	2	3	4
3.	本人確認ができる。	1	2	3	4
4.	薬剤にアレルギーが無いことが確認できる。	1	2	3	4
5.	指示書と、薬剤ラベルを照合し6Rを確認できる。	1	2	3	4
6.	カーテンまたはドアを閉めプライバシーを保護できる。	1	2	3	4
7.	手指衛生を行い、ビニールエプロン、マスク、手袋を装着できる。	1	2	3	4
8.	座薬に水溶性潤滑剤を塗布できる。	1	2	3	4
9.	患者を側臥位にし、肛門を露出できる。	1	2	3	4
10.	患者に座薬を挿入することを説明できる。	1	2	3	4
11.	座薬を直腸内に挿入できる。	1	2	3	4
12.	手袋を外し、患者の体位、寝衣や寝具を整えることができる。	1	2	3	4
13.	個人防護具を外し手指衛生ができる。	1	2	3	4
14.	座薬挿入後30分間安静臥床するように説明できる。	1	2	3	4
15.	直腸投与が終了したことを説明し、患者の状態に変化はないかを観察できる。	1	2	3	4

コメント

54 吸入投与

定量噴霧式吸入器　ドライパウダー式吸入器

[目的]　・気管支拡張薬（β2刺激薬、抗コリン薬）、抗炎症薬（ステロイ
ド薬）、気管支喘息治療薬の投与
・抗アレルギー薬を気道へ直接投与する目的で行われる

[適応]　気管支拡張症、気管支喘息、アレルギー疾患のある患者

[必要物品]

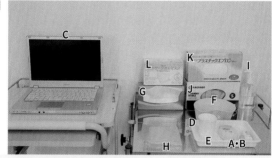

A. 薬剤
B. 吸入器（定量噴霧式吸入器、ドライパウダー式吸入器）
C. 指示書
D. トレイ
E. コップ、含嗽用水
F. ガーグルベースン
G. ティッシュペーパー
H. ビニール袋
I. 手指衛生剤
J. 未滅菌手袋
K. ビニールエプロン
L. マスク

観察
バイタルサインの異常の有無
各薬剤の薬効、副作用の観察

異常時の対応

吸入後にSpO$_2$低下や呼吸状態の変化があれば安静臥床させる。呼吸困難感がある場合は医師へ連絡し、酸素投与などを検討する

確認日　　年　　　月　　　日

　　　　　　　実施者：　　　　　　　確認者：

1-できる　2-指導の下でできる　3-演習でできる　4-知識としてわかる

1.	必要物品の準備ができる。	1 2 3 4
2.	吸入薬投与の目的を説明し、同意を得ることができる。	1 2 3 4
3.	本人確認ができる。	1 2 3 4
4.	薬剤にアレルギーが無いことを確認できる。	1 2 3 4
5.	指示書と薬剤を照合し6Rを確認できる。	1 2 3 4
6.	患者を座位または半座位にできる。	1 2 3 4
7.	手指衛生を行い、ビニールエプロン、マスク、手袋を装着できる。	1 2 3 4

8A. 定量噴霧式吸入器

8A-1.	吸入器の蓋を外し患者に渡すことができる。	1 2 3 4
8A-2.	キャップを外し容器を5回振るように指導できる。	1 2 3 4
8A-3.	吸入器のボンベ側が上、吸入口が下、容器を垂直に立てて持たせることができる。	1 2 3 4
8A-4.	呼吸を整え呼気を十分に吐き出すことを説明できる。	1 2 3 4
8A-5.	背筋を伸ばし吸入口を軽く噛んでくわえることが説明できる。	1 2 3 4
8A-6.	吸入器のボンベを1回押すことを説明できる。	1 2 3 4
8A-7.	吸入器を口から外し閉口し3〜5秒間息を止めることを説明できる。	1 2 3 4
8A-8.	ゆっくり鼻から息を吐くことを説明できる。	1 2 3 4

次ページへつづく→

8A-9. 吸入器の吸入口をティッシュペーパーで拭き取り、キャップをもとに戻すことができる。 1 2 3 4

8A-10. うがいをさせることができる。 1 2 3 4

8A-11. 個人防護具を外し手指衛生を行うことができる。 1 2 3 4

8A-12. 患者に吸入投与が終了したことを説明し、患者の状態に変化がないか観察できる。 1 2 3 4

8B. ドライパウダー式吸入器

8B-1. カウンターの数字を確認できる。 1 2 3 4

8B-2. 音がするまでカバーを開けることができる。 1 2 3 4

8B-3. 呼吸を整え呼気を十分に吐き出すことを説明できる。 1 2 3 4

8B-4. 背筋を伸ばし隙間の無いように吸入口をしっかりくわえることを説明できる。 1 2 3 4

8B-5. 正面を向き顔を上げ勢いよく深く薬剤を吸入することを説明できる。 1 2 3 4

8B-6. 吸入時、3秒間ゆっくりと息を吸うことを説明できる。 1 2 3 4

8B-7. 吸入器を口から外し閉口し3〜5秒間息を止めることを説明できる。 1 2 3 4

8B-8. ゆっくり鼻から息を吐くことを説明できる。 1 2 3 4

8B-9. 吸入器の吸入口をティッシュペーパーで拭き取り、キャップをもとに戻すことができる。 1 2 3 4

8B-10. うがいをさせることができる。 1 2 3 4

8B-11. 個人防護具を外し手指衛生を行うことができる。 1 2 3 4

8B-12. 患者に吸入投与が終了したことを説明し、患者の状態に変化がないか観察できる。 1 2 3 4

コメント

55 薬剤のミキシング

(注射薬のミキシング・プライミング)

[目的] 注射薬の準備・調製

[適応] 注射薬の投与が必要な患者

[必要物品]

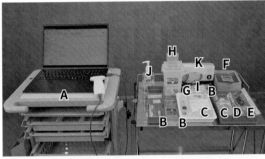

A. 注射指示書
B. 注射薬・注射ラベル
C. 溶解液または輸液製剤
D. シリンジ・注射針
・エア針(必要時)
E. 輸液セット
F. 消毒用アルコール綿
G. トレイ
H. 針捨て box
・遮光カバー(必要時)
I. アルコール除菌シート
・ビニール袋
J. 手指消毒剤
・マスク
K. 未滅菌手袋

192

確認日　　年　　　月　　　日

　　　　　　　　実施者：　　　　　　　　　確認者：

1-できる　2-指導の下でできる　3-演習でできる　4-知識としてわかる

開始時

1.	必要物品の準備ができる。	1 2 3 4
2.	アレルギー歴を確認できる。	1 2 3 4
3.	他剤との相互作用を確認できる。	1 2 3 4
4.	医療従事者2名で、注射指示書と薬剤・注射ラベルを照合し、6Rを確認できる。	1 2 3 4
5.	ミキシング台をアルコール除菌シートで清拭できる。	1 2 3 4
6.	手指衛生を行い、手袋を装着できる。	1 2 3 4
7.	無菌操作でシリンジと注射針を取り出し、接続できる。	1 2 3 4

8A. アンプル編

8A-1.	アンプル頭部に薬液が入っている場合は、胴部に薬液を落とすことができる。	1 2 3 4
8A-2.	アンプル頭部を消毒用アルコール綿で消毒した後、アンプルカットできる。	1 2 3 4
8A-3.	アンプルから薬液を吸い上げることができる。	1 2 3 4
8A-4.	アンプルから注射針を抜き、指示量にあわせることができる。	1 2 3 4
8A-5.	シリンジと針内の気泡を抜くことができる。	1 2 3 4
8A-6.	キャップをすくいあげるようにリキャップできる。	1 2 3 4
8A-7.	シリンジの内用薬がわかるように注射ラベルを貼付できる。	1 2 3 4

次ページへつづく→

8B. バイアル編（粉状タイプの場合）

8B-1.	溶解液をあらかじめシリンジに吸うことができる。	1 2 3 4
8B-2.	バイアルのキャップを外し、ゴム栓を消毒用アルコール綿で消毒できる。	1 2 3 4
8B-3.	バイアルのゴム栓の中央部に注射針を刺すことができる。	1 2 3 4
8B-4.	溶解液を注入できる。	1 2 3 4
8B-5.	バイアル内の薬剤と溶解液を混和できる。	1 2 3 4
8B-6.	バイアルを逆さにして、薬液を注射器で吸うことができる。	1 2 3 4
8B-7.	バイアルから注射針を抜き、指示量にあわせることができる。	1 2 3 4
8B-8.	シリンジと針内の気泡を抜くことができる。	1 2 3 4
8B-9.	キャップをすくいあげるようにリキャップできる。	1 2 3 4
8B-10.	シリンジの内用薬がわかるように注射ラベルを貼付できる。	1 2 3 4

8C. バイアル編（液状タイプの場合）

8C-1.	採取する薬液量と同程度の空気をシリンジに吸うことができる。	1 2 3 4
8C-2.	バイアルのキャップを外し、ゴム栓を消毒用アルコール綿で消毒できる。	1 2 3 4
8C-3.	バイアルのゴム栓の中央部に注射針を刺すことができる。	1 2 3 4
8C-4.	バイアルを逆さにして、薬液を注射器で吸うことができる。	1 2 3 4
8C-5.	バイアルから注射針を抜き、指示量にあわせることができる。	1 2 3 4
8C-6.	シリンジと針内の気泡を抜くことができる。	1 2 3 4

次ページへつづく→

8C-7.	キャップをすくいあげるようにリキャップできる。	1 2 3 4
8C-8.	シリンジの内用薬がわかるように注射ラベルを貼付できる。	1 2 3 4

8D. 輸液ボトルへの混注編

8D-1.	輸液ボトルを開封し、ゴム栓を消毒用アルコール綿で消毒できる。	1 2 3 4
8D-2.	混注する注射薬の入ったシリンジの針を、輸液ボトルのゴム栓に垂直に挿入し、注射薬を注入できる。	1 2 3 4
8D-3.	注射針は、針捨てboxに直接捨てることができる。	1 2 3 4
8D-4.	輸液ラインのローラークレンメを完全に閉じることができる。	1 2 3 4
8D-5.	輸液ボトルのゴム栓を消毒用アルコール綿で消毒し、輸液ラインのボトル針をゴム栓に垂直に挿入できる。	1 2 3 4
8D-6.	輸液ボトルを点滴スタンドにつるした後、点滴筒を指でゆっくり押しつぶして離し、点滴筒の半分程度まで輸液を満たすことができる。	1 2 3 4
8D-7.	ローラークレンメを開け、輸液ラインの先端まで輸液剤を満たした後、クレンメを閉じることができる。	1 2 3 4

終了時

9.	手袋を外し、手指衛生ができる。	1 2 3 4

コメント

56 皮内注射

[目的] アレルギーテスト、ワクチン接種、ツベルクリンテスト

[適応]
・アレルギー反応の確認が必要な患者
・サル痘ワクチンなど、皮内注射が推奨されているワクチンの接種が必要な患者
・結核感染の確認が必要な患者

[必要物品]

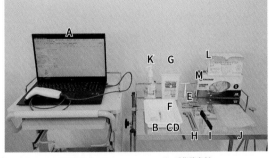

A. 注射指示書
B. 注射薬・注射ラベル
C. シリンジ1 mL
D. 注射針26～27 G
E. 消毒用アルコール綿
F. トレイ
G. 針捨て box
H. ノギス等
I. マーキング用マジック等
J. ビニール袋
K. 手指消毒剤
L. マスク
M. 未滅菌手袋

196

皮膚反応	熱感、発赤、腫脹、硬結など
アナフィラキシー症状	皮内注射部以外の皮膚の発疹、膨隆疹、顔面や舌の腫脹、呼吸困難、嘔吐など
患者の自覚症状	痛み、不快感、掻痒感、呼吸困難感、嘔気、めまいの有無など

異常時の対応

アナフィラキシー

①アナフィラキシー症状が出現した場合は、医師へ報告する

②発疹などの皮膚症状、呼吸困難感などの呼吸器症状、血圧低下や意識障害などのショック症状の有無を経時的に観察し、必要時は心電図モニタの装着をする

③医師の指示に従い、酸素療法、点滴ラインの確保、エピネフリンやステロイド剤の投与、救急カートの準備をする

④安楽な体位を患者と調整する

与薬の技術 ── 注射

確認日　　年　　　月　　　日

　　　　　　　　　実施者：　　　　　　　確認者：

1-できる　2-指導の下でできる　3-演習でできる　4-知識としてわかる

1.	必要物品の準備ができる。	1 2 3 4
2.	皮内注射の目的を説明し、同意を得ることができる。	1 2 3 4
3.	本人確認ができる。	1 2 3 4
4.	患者の薬歴、副作用歴、アレルギー歴、禁忌薬、他剤との相互作用などを確認できる。	1 2 3 4
5.	6Rを確認できる。	1 2 3 4
6.	穿刺部位を確定できる。	1 2 3 4
7.	手指衛生を行い、マスクと手袋を装着できる。	1 2 3 4
8.	穿刺部位を消毒用アルコール綿で中心から外側へ円を描くように消毒できる。	1 2 3 4
9.	シリンジ内の空気がないこと、針先まで薬液で満たされていることが確認できる。	1 2 3 4
10.	穿刺針のキャップを外し、刃先面が上になるように持つことができる。	1 2 3 4
11.	穿刺部位より末梢側の皮膚を軽く引っ張り、皮膚を伸展させることができる。	1 2 3 4
12.	刃面を上向きにし、穿刺針を皮膚面と平行に、皮膚をすくうように刺入できる。	1 2 3 4
13.	針先が動かないように固定しながら、注射器を持っていない方の手を離し、ゆっくり薬液を注入できる。	1 2 3 4
14.	注入後は針を抜き、そのまま、針捨てboxへ廃棄できる。	1 2 3 4
15.	手袋を外し、手指衛生ができる。	1 2 3 4
16.	小水疱から、2～3cm離して、四方を囲むようにマーキングできる。	1 2 3 4

次ページへつづく→

17.	穿刺部位は、マッサージをしたり、絆創膏を貼ったりしないように、患者に説明できる。	1 2 3 4
18.	患者の寝衣と寝具を整えることができる。	1 2 3 4
19.	アレルギー反応等を評価できる。	1 2 3 4

コメント

57 皮下注射

[目的] ・緩徐な薬物の吸収
・血管内注射では合併症のリスクが高い薬物投与
・薬物注射の自己管理

[適応] ・免疫療法やホルモン補充療法など、緩徐に薬物を吸収させた
ほうがいい薬物療法が必要な患者
・免疫療法やホルモン補充療法など、自己注射が必要な患者
・インフルエンザワクチンなど、皮下注射が推奨されているワ
クチンの接種が必要な患者

[必要物品]

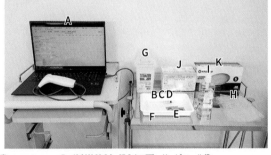

A. 注射指示書
B. 注射薬・注射ラベル
C. シリンジ（薬液量に準ず
る）
D. 注射針23 G（〜27 Gまで可）
E. 消毒用アルコール綿
F. トレイ
G. 針捨て box
H. ビニール袋
I. 手指消毒剤
J. マスク
K. 未滅菌手袋

神経損傷の症状	穿刺部の強い痛み、電撃痛、しびれ等
アナフィラキシー症状	皮膚の発疹、膨隆疹、顔面や舌の腫脹、呼吸困難、嘔吐など
患者の自覚症状	薬剤の効果、副反応、不快感、掻痒感、呼吸困難感、嘔気、めまいの有無など

アナフィラキシー

①アナフィラキシー症状が出現した場合は、医師へ報告する

②発疹などの皮膚症状、呼吸困難感などの呼吸器症状、血圧低下や意識障害などのショック症状の有無を経時的に観察し、必要時は心電図モニタの装着をする

③医師の指示に従い、酸素療法、点滴ラインの確保、エピネフリンやステロイド剤の投与、救急カートの準備をする

④安楽な体位を患者と調整する

神経損傷の症状

①穿刺時に神経損傷の症状を訴えた場合は、すみやかに抜針する

②神経支配領域の神経麻痺の有無を確認する

③医師へ報告する

与薬の技術 —— 注射

確認日　　年　　月　　日

　　　　　　　　実施者：　　　　　　　　確認者：

1-できる　2-指導の下でできる　3-演習でできる　4-知識としてわかる

1.	必要物品の準備ができる。	1 2 3 4
2.	皮下注射の目的を説明し、同意を得ることができる。	1 2 3 4
3.	本人確認ができる。	1 2 3 4
4.	患者の薬歴、副作用歴、アレルギー歴、禁忌薬、他剤との相互作用などを確認できる。	1 2 3 4
5.	6Rを確認できる。	1 2 3 4
6.	穿刺部位を確定できる。	1 2 3 4

7A. 上腕穿刺の場合

7A-1.	可能なら座位とし、左右いずれかの上腕を露出できる。	1 2 3 4
7A-2.	肘の屈曲保持が可能であれば、腰に手を当ててもらうことができる。	1 2 3 4
7A-3.	肩峰と肘頭を結んだ線の下1/3の部位をつまみ、皮下脂肪の暑さが5 mm以上であることが確認できる。	1 2 3 4
7A-4.	手指衛生を行い、マスクと手袋を装着できる。	1 2 3 4
7A-5.	穿刺部位を消毒用アルコール綿で中心から外側へ円を描くように消毒できる。	1 2 3 4
7A-6.	シリンジ内の空気がないこと、針先まで薬液で満たされていることが確認できる。	1 2 3 4
7A-7.	穿刺針のキャップを外し、刃先面が上になるように持つことができる。	1 2 3 4
7A-8.	注射器を持っていない方の手の拇指と示指で、皮膚をつまみあげることができる。	1 2 3 4

次ページへつづく→

7A-9. つまんだ皮膚面に対し、10〜30度の角度で、針の2/3程度を皮下に穿刺できる。 | 1 2 3 4

7A-10. 痛み、しびれ、逆血がないことを確認し、薬液をゆっくり注入できる。 | 1 2 3 4

7B. 腹部の場合

7B-1. 臥床した体位で、腹部を露出できる。 | 1 2 3 4

7B-2. 手指衛生を行い、手袋を装着できる。 | 1 2 3 4

7B-3. 前回の穿刺部位と左右対側の腹部で、臍より2cm以上離れた部位を、消毒用アルコール綿で中心から外側へ円を描くように消毒できる。 | 1 2 3 4

7B-4. シリンジ内の空気がないこと、針先まで薬液で満たされていることが確認できる。 | 1 2 3 4

7B-5. 穿刺針のキャップを外し、刃先面が上になるように持つことができる。 | 1 2 3 4

7B-6. 注射器を持っていない方の手の拇指と示指で、皮膚をつまみあげることができる。 | 1 2 3 4

7B-7. つまんだ皮膚面に対し、約30度の角度で皮下に穿刺できる。 | 1 2 3 4

7B-8. 痛み、しびれ、逆血がないことを確認し、薬液をゆっくり注入できる。 | 1 2 3 4

8. 注射終了後

8-1. 注入後は針を抜き、消毒用アルコール綿で注射部位を軽く押さえることができる。 | 1 2 3 4

8-2. 針はリキャップせずに、そのまま針捨てboxに廃棄できる。 | 1 2 3 4

8-3. 手袋を外し、手指衛生ができる。 | 1 2 3 4

8-4. 穿刺部位は、マッサージをしないように、患者に説明できる。 | 1 2 3 4

8-5. 患者の寝衣と寝具を整えることができる。 | 1 2 3 4

58 インスリン注射

[目的] 血糖コントロール、合併症の予防、症状の緩和

[適応] 糖尿病患者、妊娠糖尿病患者、重症患者など一時的な高血糖患者

[必要物品]

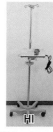
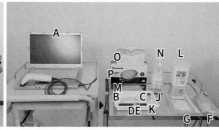

A. 注射指示書

●バイアル製剤の場合
B. インスリン専用シリンジ
C. インスリンバイアル製剤

●インスリンペン型注入器の場合
D. ペン型インスリン注入器
E. ペン型インスリン注入器専用穿刺針

●シリンジポンプによる静脈内持続投与の場合
F. ロック付きシリンジ
G. 延長チューブ
H. シリンジポンプ
I. 輸液スタンド

●共通
J. 消毒用アルコール綿
K. トレイ
L. 針捨てbox
M. ビニール袋
N. 手指消毒剤
O. マスク
P. 未滅菌手袋

低血糖症状	頻脈、頭痛、動悸、冷汗、手の震え、気分不快、ふらつき、集中力の低下など
インスリン注射部位の皮膚状態	皮膚の発疹、硬結、痛み、感染徴候など

低血糖症状出現時

①血糖測定をする

②経口摂取が可能な場合は、ブドウ糖を摂取させる

③経口摂取が不可能な場合は、医師の指示に沿って、ブドウ糖の静脈内投与を実施する

④自覚症状の確認をする

⑤医師の指示に沿って、血糖値の再検をする

インスリン製剤は、超速効型、速効型、中間型、持効型、混合型、配合型の6つに分類され、それぞれ発現時間、持続時間が異なるんじゃ。

誤ったタイミングで注射すると、低血糖、高血糖、血糖コントロール不良などをおこす危険性があるため、インスリン製剤の種類にあった注射のタイミングであるかを確認することが重要じゃぞ。

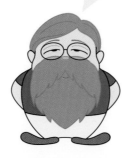

確認日　　　年　　　月　　　日

　　　　　　　　実施者：　　　　　　　　　確認者：

1-できる　2-指導の下でできる　3-演習でできる　4-知識としてわかる

1A. インスリンバイアル製剤の準備

1A-1.	必要物品の準備ができる。	1 2 3 4
1A-2.	6Rを確認できる。	1 2 3 4
1A-3.	インスリン専用シリンジで製剤を吸い上げることができる。	1 2 3 4

1B. インスリン専用シリンジによる上腕穿刺の場合

1B-1.	インスリン注射の目的を説明し、同意を得ることができる。	1 2 3 4
1B-2.	本人確認ができる。	1 2 3 4
1B-3.	患者の薬歴、副作用歴、アレルギー歴、禁忌薬、他剤との相互作用などを確認できる。	1 2 3 4
1B-4.	6Rを確認できる。	1 2 3 4
1B-5.	穿刺部位を確定できる。	1 2 3 4
1B-6.	可能なら座位とし、左右いずれかの上腕を露出できる。	1 2 3 4
1B-7.	肘の屈曲保持が可能であれば、腰に手を当ててもらうことができる。	1 2 3 4
1B-8.	肩峰と肘頭を結んだ線の下1/3の部位をつまみ、皮下脂肪の暑さが5 mm以上であることが確認できる。	1 2 3 4
1B-9.	手指衛生を行い、マスクと手袋を装着できる。	1 2 3 4
1B-10.	穿刺部位を消毒用アルコール綿で中心から外側へ円を描くように消毒できる。	1 2 3 4

次ページへつづく→

1B-11.	シリンジ内の空気がないこと、針先まで薬液を満たされていることが確認できる。	1 2 3 4
1B-12.	穿刺針のキャップを外し、刃先面が上になるように持つことができる。	1 2 3 4
1B-13.	注射器を持っていない方の手の拇指と示指で、皮膚をつまみあげることができる。	1 2 3 4
1B-14.	つまんだ皮膚面に対し、10〜30度の角度で、針の2/3程度を皮下に穿刺できる。	1 2 3 4
1B-15.	痛み、しびれ、逆血がないことを確認し、薬液をゆっくり注入できる。	1 2 3 4
1B-16.	注入後は針を抜き、消毒用アルコール綿で注射部位を軽く押さえることができる。	1 2 3 4
1B-17.	針はリキャップせずに、そのまま針捨てboxに廃棄できる。	1 2 3 4
1B-18.	手袋を外し、手指衛生ができる。	1 2 3 4
1B-19.	穿刺部位は、マッサージをしないように、患者に説明できる。	1 2 3 4
1B-20.	患者の寝衣と寝具を整えることができる。	1 2 3 4

1C. インスリンペン型注入器による腹部穿刺の場合

1C-1.	必要物品の準備ができる。	1 2 3 4
1C-2.	インスリン注射の目的を説明し、同意を得ることができる。	1 2 3 4
1C-3.	本人確認ができる。	1 2 3 4
1C-4.	患者の薬歴、副作用歴、アレルギー歴、禁忌薬、他剤との相互作用などを確認できる。	1 2 3 4
1C-5.	6Rを確認できる。	1 2 3 4
1C-6.	手指衛生を行い、手袋を装着できる。	1 2 3 4
1C-7.	ペンのキャップを外し、残量を確認できる。	1 2 3 4

次ページへつづく→

1C-8.	ゴム栓をアルコール綿で拭き、自然乾燥させることができる。	1 2 3 4
1C-9.	注射針の保護シールをはがし、ゴム栓に注射針を接続できる。	1 2 3 4
1C-10.	針ケースをはずすことができる。	1 2 3 4
1C-11.	針キャップをまっすぐ引っ張ってはずすことができる。	1 2 3 4
1C-12.	ダイアル表示の数字が「0」であることを確認した後、「2単位」に設定できる。	1 2 3 4
1C-13.	カートリッジ内の気泡を上部に集めることができる。	1 2 3 4
1C-14.	針先を上に向けたまま注入ボタンを押し、針先から薬液が出ることを確認できる。	1 2 3 4
1C-15.	ダイアル表示が「0」であることを確認できる。	1 2 3 4
1C-16.	指示された単位数にダイアルを合わせることができる。	1 2 3 4
1C-17.	穿刺部位を確定できる。	1 2 3 4
1C-18.	臥床した体位で、腹部を露出させることができる。	1 2 3 4
1C-19.	穿刺部位を消毒用アルコール綿で中心から外側へ円を描くように消毒できる。	1 2 3 4
1C-20.	皮膚面に対して垂直に、根元まで刺すことができる。	1 2 3 4
1C-21.	「カチッ」と音がするまで注入ボタンを真上から押すことができる。	1 2 3 4
1C-22.	ダイアル表示の数字が「0」であることを確認した後、6秒以上穿刺針を刺したままにできる。	1 2 3 4
1C-23.	注入ボタンを押したまま穿刺針を抜くことができる。	1 2 3 4
1C-24.	消毒用アルコール綿で穿刺部位を軽く押さえることができる。	1 2 3 4
1C-25.	穿刺部位は、マッサージをしないように、患者に説明できる。	1 2 3 4

次ページへつづく→

1C-26.	穿刺針に針ケースをまっすぐにつけ、針ケースごと回して穿刺針を外し、針捨てboxに廃棄できる。	1 2 3 4
1C-27.	ペンにキャップをつけることができる。	1 2 3 4
1C-28.	手袋を外し、手指衛生ができる。	1 2 3 4
1C-29.	患者の寝衣と寝具を整えることができる。	1 2 3 4

1D. シリンジポンプによる静脈内持続投与の準備

1D-1.	必要物品の準備ができる。	1 2 3 4
1D-2.	6Rを確認できる。	1 2 3 4
1D-3.	インスリン専用シリンジでインスリン製剤を吸い上げ、ロック付きシリンジを用いて指示されたインスリン濃度に調整できる。	1 2 3 4
1D-4.	薬剤を混注したロック付きシリンジに、延長チューブを接続し、先端まで薬液を満たすことができる。	1 2 3 4

※以降は「シリンジポンプの使用法と管理」の項参照

コメント

59 筋肉注射

[目的] ・筋肉を介した注射による薬物治療

[適応] ・静脈注射より吸収速度が緩徐で持続性を期待する薬剤の場合
・血管確保が難しい患者で、筋肉注射で効果が期待できる薬剤の場合
・非水溶性や懸濁性、刺激性の強さにより静脈注射ができない場合
・アナフィラキシーなど、血管確保の時間がない患者

[必要物品]

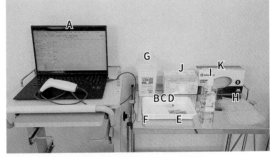

A. 注射指示書	E. 消毒用アルコール綿	I. 手指消毒剤
B. 注射薬・注射ラベル	F. トレイ	J. マスク
C. シリンジ（薬液量に準ずる）	G. 針捨て box	K. 未滅菌手袋
D. 注射針23 G（～27 Gまで可）	H. ビニール袋	

神経損傷の症状	穿刺部の強い痛み、電撃痛、しびれ等
アナフィラキシー症状	皮膚の発疹、膨隆疹、顔面や舌の腫脹、呼吸困難、嘔吐など
患者の自覚症状	薬剤の効果、副反応、不快感、掻痒感、呼吸困難感、嘔気、めまいの有無など

アナフィラキシー

①アナフィラキシー症状が出現した場合は、医師へ報告する

②発疹などの皮膚症状、呼吸困難感などの呼吸器症状、血圧低下や意識障害などのショック症状の有無を経時的に観察し、必要時は心電図モニタの装着をする

③医師の指示に従い、酸素療法、点滴ラインの確保、エピネフリンやステロイド剤の投与、救急カートの準備をする

④安楽な体位を患者とともに調整する

神経損傷の症状

①穿刺時に神経損傷の症状を訴えた場合は、すみやかに抜針する

②神経支配領域の神経麻痺の有無を確認する

③医師へ報告する

与薬の技術 —— 注射

確認日　　　年　　　月　　　日

　　　　　　　実施者：　　　　　　　　　確認者：

1-できる　2-指導の下でできる　3-演習でできる　4-知識としてわかる

1.	必要物品の準備ができる。	1　2　3　4
2.	筋肉注射の目的を説明し、同意を得ることができる。	1　2　3　4
3.	本人確認ができる。	1　2　3　4
4.	患者の薬歴、副作用歴、アレルギー歴、禁忌薬、他剤との相互作用などを確認できる。	1　2　3　4
5.	6Rを確認できる。	1　2　3　4
6.	穿刺部位を確定できる。	1　2　3　4

7A. 三角筋穿刺の場合

7A-1.	可能なら座位とし、左右いずれかの上腕を露出できる。	1　2　3　4
7A-2.	肘の屈曲保持が可能であれば、腰に手を当ててもらうことができる。	1　2　3　4
7A-3.	肩峰から3横指下の三角筋中央部、または前半部を触り、穿刺部位を確認できる。	1　2　3　4
7A-4.	手指衛生を行い、マスクと手袋を装着できる。	1　2　3　4
7A-5.	穿刺部位を、消毒用アルコール綿で中心から外側へ円を描くように消毒できる。	1　2　3　4
7A-6.	シリンジ内の空気がないこと、針先まで薬液が満たされていることを確認できる。	1　2　3　4
7A-7.	穿刺針のキャップを外し、刃先面が上になるように持つことができる。	1　2　3　4
7A-8.	注射器を持っていない方の手の拇指と示指で、皮膚をつまみあげることができる。	1　2　3　4

次ページへつづく→

7A-9.	つまんだ皮膚面に対し、45〜90度の角度で、針の2/3程度を筋肉に穿刺できる。	1 2 3 4
7A-10.	痛み、しびれ、逆血がないことを確認し、薬液をゆっくり注入できる。	1 2 3 4

7B. 中殿筋穿刺の場合

7B-1.	腹臥位または側臥位にし、殿部を露出できる。	1 2 3 4
7B-2.	穿刺部位を触り、筋肉であることを確認できる。	1 2 3 4
7B-3.	手指衛生を行い、マスクと手袋を装着できる。	1 2 3 4
7B-4.	穿刺部位を確認し、消毒用アルコール綿で中心から外側へ円を描くように消毒できる。	1 2 3 4
7B-5.	シリンジ内の空気がないこと、針先まで薬液が満たされていることを確認できる。	1 2 3 4
7B-6.	穿刺針のキャップを外し、刃先面が上になるように持つことができる。	1 2 3 4
7B-7.	注射器を持っていない方の手の拇指と示指で、皮膚をつまみあげることができる。	1 2 3 4
7B-8.	つまんだ皮膚面に対し、45〜90度の角度で、針の2/3程度を筋肉に穿刺できる。	1 2 3 4
7B-9.	痛み、しびれ、逆血がないことを確認し、薬液をゆっくり注入できる。	1 2 3 4

8. 注射終了後

8-1.	注入後は針を抜き、消毒用アルコール綿で穿刺部位を軽く押さえることができる。	1 2 3 4
8-2.	針はリキャップせずに、そのまま針捨てboxに廃棄できる。	1 2 3 4
8-3.	手袋を外し、手指衛生ができる。	1 2 3 4
8-4.	患者の寝衣と寝具を整えることができる。	1 2 3 4

60 ワンショット静脈注射

[目的] 末梢静脈からの薬剤の急速投与

[適応] ・急速な症状のコントロールが必要な患者
・緊急時の治療として必要な場合
・持続点滴の必要性がない薬剤の場合

[必要物品]

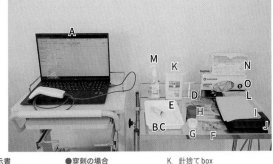

A. 注射指示書
B. 注射薬・注射ラベル
C. シリンジ（薬液量に準ずる）
D. 消毒用アルコール綿
E. トレイ

●穿刺の場合
F. 穿刺針21〜25 G
G. 固定用テープ
H. 駆血帯
I. ディスポーザブルシーツ
J. 肘枕（必要時）

K. 針捨て box
●共通
L. ビニール袋
M. 手指消毒剤
N. マスク
O. 未滅菌手袋

観察

刺入部の状態	刺入部の発赤、腫脹、出血、痛み
アナフィラキシー症状	皮膚の発疹、膨隆疹、顔面や舌の腫脹、呼吸困難、嘔吐など
患者の自覚症状	薬剤の効果、副反応、不快感、掻痒感、呼吸困難感、嘔気、めまいの有無など

異常時の対応

穿刺時、神経損傷の症状をみとめた場合

①穿刺時に、指先のしびれ、上肢の激痛、灼熱感など神経損傷の症状を訴えた場合は、すみやかに抜針する

②運動障害の有無を確認する

③部位を変えて穿刺する

④医師へ報告する

血管外漏出した場合

①刺入部の腫脹、発赤、熱感、硬結などの皮膚異常を認めた場合は、血管外漏出を疑う

②抜針し、穿刺部を圧迫する

③穿刺部位に痛みがある場合は、患者の希望に応じて冷却する。その際は、冷却材が直接皮膚に触れないように、タオル等で包む

④痛みや腫脹が持続する、または感染徴候がある場合は医師へ報告する

アナフィラキシー症状が出現した場合

①アナフィラキシー症状が出現した場合は、医師へ報告する

②発疹などの皮膚症状、呼吸困難感などの呼吸器症状、血圧低下や意識障害などのショック症状の有無を経時的に観察し、必要時は心電図モニタの装着をする

③医師の指示に従い、酸素療法、点滴ラインの確保、エピネフリンやステロイド剤の投与、救急カートの準備をする

④安楽な体位を患者とともに調整する

確認日　　　年　　　月　　　日

実施者：　　　　　　　確認者：

1.	必要物品の準備ができる。	1 2 3 4
2.	静脈注射の目的を説明し、同意を得ることができる。	1 2 3 4
3.	本人確認ができる。	1 2 3 4
4.	患者の薬歴、副作用歴、アレルギー歴、禁忌薬、他剤との相互作用などを確認できる。	1 2 3 4
5.	6Rを確認できる。	1 2 3 4

6A. 穿刺によるワンショットの場合

6A-1.	必要物品を使用しやすい位置に設置できる。	1 2 3 4
6A-2.	ディスポーザブルシーツを敷き、穿刺部位を露出し、穿刺する血管を確認できる。	1 2 3 4
6A-3.	手指衛生を行い、マスクと手袋を装着できる。	1 2 3 4
6A-4.	針先まで薬液が満たされていることが確認できる。	1 2 3 4
6A-5.	駆血帯を巻くことができる。	1 2 3 4
6A-6.	患者に拇指を中にして手を握ってもらうことができる。	1 2 3 4
6A-7.	血管に指で触れて、血管の走行、弾力性、可動性、拍動の有無などについて確認し、穿刺する血管を決定できる。	1 2 3 4
6A-8.	消毒用アルコール綿で中心から外側へ円を描くように消毒できる。	1 2 3 4
6A-9.	穿刺針のキャップを外し、刃先面が上になるように持つことができる。	1 2 3 4

次ページへつづく→

6A-10.	穿刺部位より末梢側の皮膚を軽く引っ張り血管を固定できる。	1 2 3 4
6A-11.	針を15〜20度の角度でゆっくり穿刺できる。	1 2 3 4
6A-12.	患者に痛みやしびれがないか確認できる。	1 2 3 4
6A-13.	逆血を確認しながら穿刺針を刺入できる。	1 2 3 4
6A-14.	穿刺針が挿入できたら手を緩めてもらい駆血帯をはずすことができる。	1 2 3 4
6A-15.	薬剤の注入ができる。	1 2 3 4
6A-16.	刺入部に消毒用アルコール綿を当て、安全装置を作動させ抜針できる。	1 2 3 4
6A-17.	速やかに針捨てboxに廃棄できる。	1 2 3 4
6A-18.	抜針部位に止血テープを貼付し、止血するまで圧迫できる。	1 2 3 4

6B. 側管からワンショットの場合

6B-1.	留置針の刺入部に発赤や腫脹がないこと、点滴が滴下していることを確認できる。	1 2 3 4
6B-2.	接続する点滴ラインを確認し、刺入部に最も近い混注部を選択できる。	1 2 3 4
6B-3.	手指衛生を行い、マスクと手袋を装着できる。	1 2 3 4
6B-4.	点滴ラインの混注部を消毒用アルコール綿で消毒し、自然乾燥させることができる。	1 2 3 4
6B-5.	点滴ラインのクレンメを閉じ、輸液を一時停止できる。	1 2 3 4
6B-6.	シリンジ内の空気を抜き、混注部に接続できる。	1 2 3 4
6B-7.	抵抗、漏出を確認しながら、ゆっくりと薬液を注入できる。	1 2 3 4
6B-8.	注入を終えたら、シリンジを外すことができる。	1 2 3 4
6B-9.	混注部を消毒用アルコール綿で消毒できる。	1 2 3 4

次ページへつづく→

6B-10.	点滴ラインのクレンメを開放して輸液を再開し、滴下速度の確認ができる。	1 2 3 4

7. 終了後

7-1.	手袋を外し、手指衛生ができる。	1 2 3 4
7-2.	患者の寝衣と寝具を整えることができる。	1 2 3 4
7-3.	患者に痛み・腫れ・発赤やアレルギー症状があるときは申し出るように説明できる。	1 2 3 4

コメント

61 生食・ヘパリンロック

[目的] ・薬液の間歇投与時の穿刺に伴う苦痛の軽減
・血管確保困難な患者の静脈路の確保

[適応] ・持続点滴注射を一時的に中断する場合
・定期的もしくは必要時に静脈からの薬剤投与が必要な患者
・末梢血管の穿刺が困難な患者に、血管確保をしておく場合

[必要物品]

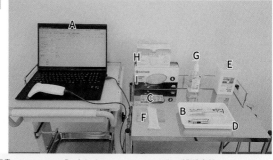

A. 注射指示書
B. 生理食塩液シリンジまたはヘパリン加生理食塩液シリンジと注射ラベル
C. 消毒用アルコール綿
D. トレイ
E. 針捨てbox
F. 伸縮ネット包帯等(固定用必要時)
・ビニール袋
G. 手指消毒剤
H. マスク
I. 未滅菌手袋

観察

刺入部の状態(ロック前)	刺入部の発赤、腫脹、出血、漏血、固定状況
患者の自覚症状	刺入部の痛みなど

異常時の対応

シリンジを押すときに抵抗がある、または刺入部から薬液の漏出がある

①シリンジを押すときに抵抗や刺入部からの薬液の漏出がある場合は、すみやかに抜針する

②必要時は、再留置する

219

確認日　　年　　月　　日

　　　　　　　実施者：　　　　　　　確認者：

1-できる　2-指導の下でできる　3-演習でできる　4-知識としてわかる

1.	必要物品の準備ができる。	1 2 3 4
2.	持続点滴の終了と、点滴ロックの目的を説明し、同意を得ることができる。	1 2 3 4
3.	本人確認ができる。	1 2 3 4
4.	6Rを確認することができる。	1 2 3 4
5.	点滴が終了したことを確認し、クレンメを閉じることができる。	1 2 3 4
6.	留置針の刺入部に発赤や腫脹がないことを確認できる。	1 2 3 4
7.	手指衛生を行い、手袋を装着できる。	1 2 3 4
8.	ロック用チューブのクレンメを閉じ、持続点滴ラインを外すことができる。	1 2 3 4
9.	ロック用チューブの混注部を消毒用アルコール綿で擦るように消毒し、自然乾燥させることができる。	1 2 3 4
10.	シリンジ内の空気を抜き、ロック用チューブに接続できる。	1 2 3 4
11.	抵抗、漏出を確認しながら、ゆっくりと生理食塩液またはヘパリン加生理食塩液を注入できる。	1 2 3 4
12.	必要量の注入ができたら、陽圧をかけながらクレンメを閉じることができる。	1 2 3 4
13.	逆流がないことを確認し、外すことができる。	1 2 3 4
14.	混注部を消毒用アルコール綿で消毒し、ロック用チューブを固定できる。	1 2 3 4
15.	手袋を外し、手指衛生ができる。	1 2 3 4
16.	患者の寝衣と寝具を整えることができる。	1 2 3 4

62 点滴静脈注射

[目的] 末梢静脈からの薬物投与

[適応] 末梢静脈からの薬剤投与が必要な患者

[必要物品]

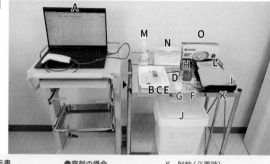

A. 注射指示書
B. 輸液製剤・注射ラベル
C. 輸液セット
D. 消毒用アルコール綿
E. トレイ

●穿刺の場合
F. 穿刺針21〜25 G
G. 固定用テープ
H. 駆血帯
I. ディスポーザブルシーツ
J. 針捨て容器

K. 肘枕（必要時）
●共通
L. ビニール袋
M. 手指消毒剤
N. マスク
O. 未滅菌手袋

221

観察	
刺入部の状態	刺入部の発赤、腫脹、出血、痛み
アナフィラキシー症状	皮膚の発疹、膨隆疹、顔面や舌の腫脹、呼吸困難、嘔吐など
患者の自覚症状	薬剤の効果、副反応、不快感、掻痒感、呼吸困難感、嘔気、めまいの有無など

異常時の対応

神経損傷の症状をみとめた場合

①穿刺時に、指先のしびれ、上肢の激痛、灼熱感など神経損傷の症状を訴えた場合は、すみやかに抜針する

②運動障害の有無を確認する

③部位を変えて穿刺する

④医師へ報告する

血管外漏出した場合

①刺入部の腫脹、発赤、熱感、硬結などの皮膚異常を認めた場合は、血管外漏出を疑う

②抜針し、穿刺部位を圧迫する

③穿刺部位に痛みがある場合は、患者の希望に応じて冷却する。その際は、冷却材が直接皮膚に触れないように、タオル等で包む

④痛みや腫脹が持続する、または感染徴候がある場合は医師へ報告する

アナフィラキシー症状が出現した場合

①アナフィラキシー症状が出現した場合は、医師へ報告する

②発疹などの皮膚症状、呼吸困難感などの呼吸器症状、血圧低下や意識障害などのショック症状の有無を経時的に観察し、必要時は心電図モニタの装着をする

③医師の指示に従い、酸素療法、点滴ラインの確保、エピネフリンやステロイド剤の投与、救急カートの準備をする

④安楽な体位を患者と調整する

確認日　　　年　　　月　　　日

　　　　　　　　実施者：　　　　　　　　　確認者：

1-できる　2-指導の下でできる　3-演習でできる　4-知識としてわかる

1.	必要物品の準備ができる。	1 2 3 4
2.	点滴静脈注射の目的を説明し、同意を得ることができる。	1 2 3 4
3.	本人確認ができる。	1 2 3 4
4.	患者の薬歴、副作用歴、アレルギー歴、禁忌薬、他剤との相互作用などを確認できる。	1 2 3 4
5.	6Rを確認できる。	1 2 3 4

6A. 穿刺による静脈注射の場合

6A-1.	必要物品を使用しやすい位置に設置できる。	1 2 3 4
6A-2.	ディスポーザブルシーツを敷き、穿刺部位を露出できる。	1 2 3 4
6A-3.	手指衛生を行い、マスクと手袋を装着できる。	1 2 3 4
6A-4.	針先まで薬液が満たされていることが確認できる。	1 2 3 4
6A-5.	駆血帯を巻くことができる。	1 2 3 4
6A-6.	患者に拇指を中にして手を握ってもらうことができる。	1 2 3 4
6A-7.	血管に指で触れて、血管の走行、弾力性、可動性、拍動の有無などについて確認し、穿刺する血管を決定できる。	1 2 3 4
6A-8.	消毒用アルコール綿で中心から外側へ円を描くように消毒できる。	1 2 3 4
6A-9.	穿刺針のキャップを外し、刃先面が上になるように持つことができる。	1 2 3 4
6A-10.	穿刺部位より末梢側の皮膚を軽く引っ張り血管を固定できる。	1 2 3 4

次ページへつづく→

6A-11. 針を15〜20度の角度でゆっくり穿刺できる。	1 2 3 4
6A-12. 患者に痛みやしびれがないか確認できる。	1 2 3 4
6A-13. 逆血を確認しながら穿刺針を刺入できる。	1 2 3 4
6A-14. 穿刺針が挿入できたら手を緩めてもらい駆血帯を外すことができる。	1 2 3 4
6A-15. 滴下を確認できる。	1 2 3 4
6A-16. 穿刺部位に消毒用アルコール綿を当て、テープで固定できる。	1 2 3 4
6A-17. 滴下速度を調節・確認できる。	1 2 3 4
6A-18. ディスポーザブルシーツを除去できる。	1 2 3 4
6A-19. 手袋を外し、手指衛生ができる。	1 2 3 4
6A-20. 患者の寝衣と寝具を整えることができる。	1 2 3 4
6A-21. 患者に痛み・腫れ・発赤やアレルギー症状があるときは申し出るように説明できる。	1 2 3 4

7A. 穿刺による静脈注射の終了時

7A-1. 点滴静脈注射が終了したことを確認し、クレンメを閉じることができる。	1 2 3 4
7A-2. 患者に点滴静脈注射が終了し、抜針することを説明できる。	1 2 3 4
7A-3. 手指衛生を行い、手袋を装着できる。	1 2 3 4
7A-4. 固定テープを除去できる。	1 2 3 4
7A-5. 穿刺部位に消毒用アルコール綿を当て、安全装置を作動させ抜針できる。	1 2 3 4
7A-6. 速やかに針捨て容器に廃棄できる。	1 2 3 4
7A-7. 抜針部位に止血テープを貼付し、止血するまで圧迫できる。	1 2 3 4
7A-8. 手袋を外し、手指衛生ができる。	1 2 3 4

次ページへつづく→

7A-9. 患者の寝衣と寝具を整えることができる。 `1 2 3 4`

7A-10. 患者に痛み・腫れ・発赤やアレルギー症状があるとき は申し出るように説明できる。 `1 2 3 4`

6B. 側管から静脈注射の場合

6B-1. 留置針の穿刺部位に発赤や腫脹がないこと、点滴が滴下していることを確認できる。 `1 2 3 4`

6B-2. 接続する点滴ラインを確認し、刺入部に最も近い混注部を選択できる。 `1 2 3 4`

6B-3. 手指衛生を行い、手袋を装着できる。 `1 2 3 4`

6B-4. 輸液セットの先端まで薬液が満たされていることが確認できる。 `1 2 3 4`

6B-5. 点滴ラインの混注部を消毒用アルコール綿で消毒し、自然乾燥させることができる。 `1 2 3 4`

6B-6. 点滴ラインの混注部に接続できる。 `1 2 3 4`

6B-7. 滴下速度を調節・確認できる。 `1 2 3 4`

6B-8. 手袋を外し、手指衛生ができる。 `1 2 3 4`

6B-9. 患者の寝衣と寝具を整えることができる。 `1 2 3 4`

6B-10. 患者に痛み・腫れ・発赤やアレルギー症状があるとき は申し出るように説明できる。 `1 2 3 4`

7B. 側管から静脈注射の終了時

7B-1. 点滴静脈注射が終了したことを確認し、クレンメを閉じることができる。 `1 2 3 4`

7B-2. 患者に点滴静脈注射が終了したことを説明できる。 `1 2 3 4`

7B-3. 手指衛生を行い、手袋を装着できる。 `1 2 3 4`

7B-4. 側管から点滴を外すことができる。 `1 2 3 4`

7B-5. 混注部を消毒用アルコール綿で消毒できる。 `1 2 3 4`

次ページへつづく→

7B-6.	手袋を外し、手指衛生ができる。	1 2 3 4
7B-7.	患者の寝衣と寝具を整えることができる。	1 2 3 4
7B-8.	患者に痛み・腫れ・発赤やアレルギー症状があるときは申し出るように説明できる。	1 2 3 4

コメント

63 静脈穿刺による血管確保

[目的] 末梢静脈からの輸液・薬物投与および輸血

[適応] 末梢静脈からの輸液・薬剤投与および輸血が必要な患者

[必要物品]

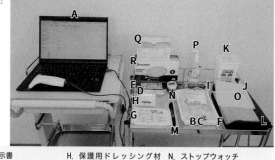

A. 注射指示書
B. 輸液製剤・注射ラベル
C. 輸液セット
D. 留置針22 G (14-24 G)
E. 消毒用アルコール綿
F. トレイ
G. 固定用ドレッシング材

H. 保護用ドレッシング材
   (必要時)
I. 駆血帯
J. ディスポーザブルシーツ
K. 針捨てbox
L. 肘枕 (必要時)
M. 油性マジック

N. ストップウォッチ
O. ビニール袋
P. 手指消毒剤
Q. マスク
R. 未滅菌手袋

観察

神経損傷の症状	穿刺部位の強い痛み、電撃痛、しびれ等
穿刺部位の状態	穿刺部位の発赤、腫脹、皮下血種の有無、止血の有無
アナフィラキシー症状	皮膚の発疹、膨隆疹、顔面や舌の腫脹、呼吸困難、嘔吐など
患者の自覚症状	薬剤の効果、副反応、不快感、掻痒感、呼吸困難感、嘔気、めまいの有無など

異常時の対応

神経損傷の症状をみとめた場合

①穿刺時に、指先のしびれ、上肢の激痛、灼熱感など神経損傷の症状を訴えた場合は、すみやかに抜針する

②運動障害の有無を確認する

③部位を変えて穿刺する

④医師へ報告する

動脈穿刺した場合

①穿刺後の逆血確認時に、拍動がある場合は動脈穿刺と判断する

②穿刺部位に近い動脈の拍動と走行を確認する

③駆血帯を外し、抜針と同時に強く圧迫する

④圧迫したまま、ナースコールなどで応援要請し、医師へ報告する

穿刺したが、逆血が確認できない場合

①穿刺の深さや角度を確認する（穿刺したまま探ってはいけない）

②抜針し、穿刺部位を変更する

③血管が見つけにくいなど難しい場合は、穿刺者を交代する

穿刺部に皮下血種ができた場合

①抜針し、穿刺部位を圧迫する

②穿刺部位に痛みがある場合は、患者の希望に応じて冷却する。その際は、冷却材が直接皮膚に触れないように、タオル等で包む

③血種が大きく、痛みや腫脹が持続する、または感染徴候がある場合は医師へ報告する

留置中に静脈炎症状を認めた場合

①抜針する

②血管走行に沿った熱感や紅斑、痛みなどの症状を確認する

③穿刺部位に痛みがある場合は、患者の希望に応じて冷却する。その際は、冷却材が直接皮膚に触れないように、タオル等で包む

④症状が持続する場合は医師へ報告する

気分不快や意識障害などの血管迷走神経反応を生じた場合

①バイタルサイン測定をする

②症状が改善しない場合は、医師へ報告する

アナフィラキシー症状が出現した場合

①アナフィラキシー症状が出現した場合は、医師へ報告する

②発疹などの皮膚症状、呼吸困難感などの呼吸器症状、血圧低下や意識障害などのショック症状の有無を経時的に観察し、必要時は心電図モニタの装着をする

③医師の指示に従い、酸素療法、点滴ラインの確保、エピネフリンやステロイド剤の投与、救急カートの準備をする

④安楽な体位を患者と調整する

確認日　　　年　　　月　　　日

　　　　　　　実施者：　　　　　　　　確認者：

1-できる　2-指導の下でできる　3-演習でできる　4-知識としてわかる

1.	必要物品の準備ができる。	1 2 3 4
2.	血管確保の目的を説明し、同意を得ることができる。	1 2 3 4
3.	本人確認ができる。	1 2 3 4
4.	患者の薬歴、副作用歴、アレルギー歴、禁忌薬、他剤との相互作用などを確認できる。	1 2 3 4
5.	6Rを確認できる。	1 2 3 4
6.	必要物品を使用しやすい位置に設置できる。	1 2 3 4
7.	ディスポーザブルシーツを敷き、穿刺部位を露出し、穿刺する血管を確認できる。	1 2 3 4
8.	手指衛生を行い、マスクと手袋を装着できる。	1 2 3 4
9.	輸液セットの先端まで薬液が満たされていることを確認できる。	1 2 3 4
10.	駆血帯を巻くことができる。	1 2 3 4
11.	患者に拇指を中にして手を握ってもらうことができる。	1 2 3 4
12.	血管の走行、弾力性、可動性、拍動の有無などを指で血管に触れて確認し、穿刺する血管を決定できる。	1 2 3 4
13.	消毒用アルコール綿で中心から外側へ円を描くように消毒できる。	1 2 3 4
14.	留置針のキャップを外し、刃先面が上になるように持つことができる。	1 2 3 4
15.	穿刺部位より末梢側の皮膚を軽く引っ張り血管を固定できる。	1 2 3 4
16.	針を15〜20度の角度でゆっくり穿刺できる。	1 2 3 4
17.	患者に痛みやしびれがないか確認できる。	1 2 3 4

次ページへつづく→

18.	逆血を確認できる。	1 2 3 4
19.	留置針を2〜3 mm挿入した後、内筒針を保持しながら、外筒を血管内に進めることができる。	1 2 3 4
20.	外筒の挿入ができたら手を緩めてもらい駆血帯を外すことができる。	1 2 3 4
21.	刺入部から3〜5 cm中枢側の静脈と外筒を指で押さえることができる。	1 2 3 4
22.	(安全装置を作動させ、)内筒針を抜き、そのまま針捨てboxに廃棄できる。	1 2 3 4
23.	外筒に点滴を接続し、滴下を確認できる。	1 2 3 4
24.	固定用ドレッシング材で固定できる。	1 2 3 4
25.	輸液速度を調節・確認できる。	1 2 3 4
26.	ディスポーザブルシーツを除去できる。	1 2 3 4
27.	手袋を外し、手指衛生ができる。	1 2 3 4
28.	患者の寝衣と寝具を整えることができる。	1 2 3 4
29.	患者に痛み・腫れ・発赤やアレルギー症状があるときは申し出るように説明できる。	1 2 3 4

コメント

64 輸液ポンプの使用法と管理

[目的] ・輸液の一定流量での投与
・輸液の微量で正確な量や速度での投与

[適応] ・輸液流量を一定速度で管理が必要な場合
・手動滴下が困難な場合

[必要物品]

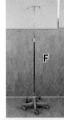

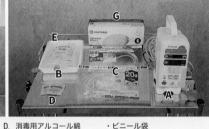

A. 輸液ポンプ・電源コード
・注射指示書
B. 輸液製剤・注射ラベル
C. 輸液ポンプ用輸液セット

D. 消毒用アルコール綿
E. トレイ
F. 輸液スタンド(可能なら5歩足)

・ビニール袋
・手指消毒剤
・マスク
G. 未滅菌手袋

確認日　　　年　　　月　　　日

実施者：　　　　　　　　確認者：

1-できる　2-指導の下でできる　3-演習でできる　4-知識としてわかる

輸液開始時

1.	輸液ポンプ用の輸液セットを使用して、輸液を準備できる。	1 2 3 4
2.	輸液ポンプの破損がないか、薬剤の固着がないかなどをチェックできる。	1 2 3 4
3.	輸液スタンドに輸液ポンプを固定できる。	1 2 3 4
4.	輸液と輸液ポンプの目的を説明し、同意を得ることができる。	1 2 3 4
5.	本人確認ができる。	1 2 3 4
6.	6Rを確認できる。	1 2 3 4
7.	手指衛生を行い、手袋を装着することができる。	1 2 3 4
8.	輸液を接続し、自然滴下があることを確認できる。	1 2 3 4
9.	輸液セットのローラークレンメが、輸液ポンプよりも下になるように移動できる。	1 2 3 4
10.	壁のコンセントに、輸液ポンプの電源コードを差し込むことができる。	1 2 3 4
11.	輸液ポンプのドアを開けた状態で、【電源】ボタンを押して、正常に作動するか確認できる。	1 2 3 4
12.	輸液ポンプのチューブクランプを解除し、輸液チューブを溝に沿って、順番通りに、チューブを引っ張らずにセットできる。	1 2 3 4
13.	ドアを閉じ、ドアロックレバーでロックできる。	1 2 3 4
14.	【予定量設定】ボタンを押し、予定量を設定できる。	1 2 3 4
15.	【流量設定】ボタンを押し、流量を設定できる。	1 2 3 4

次ページへつづく→

16.	輸液セットのローラークレンメを全開にできる。	1 2 3 4
17.	患者名、薬剤、流量、予定量を指さし呼称で確認できる。	1 2 3 4
18.	【開始】ボタンを押し開始できる。	1 2 3 4
19.	手袋を外し、手指衛生ができる。	1 2 3 4
20.	アラームが鳴る、点滴刺入部の痛みがある場合など、ナースコールをするように患者に説明できる。	1 2 3 4

輸液交換時

1.	【停止・消音】ボタンを押して消音し、アラーム内容を確認できる。	1 2 3 4
2.	設定した予定量に達したか確認できる。	1 2 3 4
3.	輸液を交換することを患者に説明できる。	1 2 3 4
4.	本人確認ができる。	1 2 3 4
5.	6Rを確認できる。	1 2 3 4
6.	手指衛生を行い、手袋を装着できる。	1 2 3 4
7.	【停止・消音】ボタンを押して送液を停止し、輸液セットのローラークレンメを閉じることができる。	1 2 3 4
8.	交換する輸液の差込口をアルコール綿で消毒し、終了した輸液から穿刺針を差し替え、輸液を交換できる。	1 2 3 4
9.	輸液ポンプのドアを開け、輸液チューブを外し、チューブの位置を変えることができる。	1 2 3 4
10.	輸液ポンプのドアを閉め、【積算量クリア】ボタンを長押しして、積算量をリセットできる。	1 2 3 4
11.	患者名、薬剤、流量、予定量を指さし呼称で確認できる。	1 2 3 4
12.	【開始】ボタンを押し開始できる。	1 2 3 4
13.	手袋を外し、手指衛生ができる。	1 2 3 4
14.	アラームが鳴る、点滴刺入部の痛みある場合など、ナースコールをするように患者に説明できる。	1 2 3 4

次ページへつづく→

輸液終了時

1. 【停止・消音】ボタンを押して消音し、アラーム内容を確認できる。　1 2 3 4

2. 注射指示書で指示内容が終了したことを確認できる。　1 2 3 4

3. 患者に輸液が終了したことを説明できる。　1 2 3 4

4. 手指衛生を行い、手袋を装着できる。　1 2 3 4

5. 【停止・消音】ボタンを押して停止し、輸液セットのローラークレンメを閉じることができる。　1 2 3 4

6. 輸液ポンプのドアを開け、輸液チューブを外すことができる。　1 2 3 4

7. 輸液ポンプの電源を切ることができる。　1 2 3 4

8. 点滴ラインを生食ロック、不要時は抜去できる。　1 2 3 4

9. 手袋を外し、手指衛生ができる。　1 2 3 4

10. 患者の寝衣と寝具を整えることができる。　1 2 3 4

アラーム対応：閉塞時

1. 【停止・消音】ボタンを押すことができる。　1 2 3 4

2. アラーム内容を確認できる。　1 2 3 4

3. 輸液チューブをたどり、閉塞部位を確認できる。　1 2 3 4

4. 患者に近いクレンメを閉じることができる。　1 2 3 4

5. 閉塞部位をそのままにして、輸液ポンプの【ドアロッククレバー】を解除し、ドアを開けることができる。　1 2 3 4

6. 輸液セットのローラークレンメを開放して点滴ボトル側に圧を逃がすことができる。　1 2 3 4

7. 圧が逃げたら、輸液セットのクレンメを閉じることができる。　1 2 3 4

8. 閉塞部位を解除できる。　1 2 3 4

次ページへつづく→

9.	患者に近いクレンメを開放できる。	1 2 3 4
10.	輸液ポンプに、輸液チューブを順番通りに、セットできる。	1 2 3 4
11.	ドアを閉じ、ドアロックレバーでロックできる。	1 2 3 4
12.	輸液セットのクレンメを全開にできる。	1 2 3 4
13.	患者名、薬剤、流量、予定量を指さし呼称で確認できる。	1 2 3 4
14.	【開始】ボタンを押し開始できる。	1 2 3 4
15	開始できない場合は、閉塞の原因を検索できる。	1 2 3 4

アラーム対応：気泡時

1.	【停止・消音】ボタンを押し消音できる。	1 2 3 4
2.	アラーム内容を確認できる。	1 2 3 4
3.	クレンメを閉じることができる。	1 2 3 4
4.	輸液ポンプの【ドアロックレバー】を解除し、ドアを開けることができる。	1 2 3 4
5.	輸液チューブをポンプから外し、気泡を除去できる。	1 2 3 4
6.	輸液ポンプに、輸液チューブを順番通りに、セットできる。	1 2 3 4
7.	ドアを閉じ、ドアロックレバーでロックできる。	1 2 3 4
8.	輸液セットのローラークレンメを全開にできる。	1 2 3 4
9.	患者名、薬剤、流量、予定量を指さし呼称で確認できる。	1 2 3 4
10.	【開始】ボタンを押し開始できる。	1 2 3 4

コメント

65 シリンジポンプの使用法と管理

[目的] ・輸液の一定流量での投与
　　　 ・輸液の微量で正確な量や速度での投与

[適応] ・輸液流量を一定速度で管理が必要な場合
　　　 ・手動滴下が困難な場合

[必要物品]

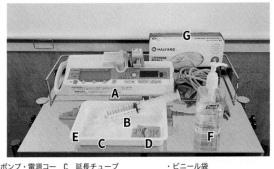

A. シリンジポンプ・電源コー　C. 延長チューブ　　　　　　　・ビニール袋
　　ド　　　　　　　　　　　　D. 消毒用アルコール綿　　　F. 手指消毒剤
　・注射指示書　　　　　　　　E. トレイ　　　　　　　　　　・マスク
B. 薬剤・注射ラベル　　　　　　・輸液スタンド（可能なら5歩足）　G. 未滅菌手袋

236

確認日　　年　　　月　　　日

　　　　　　　　　実施者：　　　　　　　　確認者：

1-できる　2-指導の下でできる　3-演習でできる　4-知識としてわかる

輸液開始時

1.	ロック付きシリンジに延長チューブを接続して、薬剤を準備できる。	1 2 3 4
2.	シリンジポンプをチェックできる。	1 2 3 4
3.	輸液スタンドにシリンジポンプを固定できる。	1 2 3 4
4.	輸液とシリンジポンプの目的を説明し、同意を得ることができる。	1 2 3 4
5.	本人確認ができる。	1 2 3 4
6.	6Rを確認できる。	1 2 3 4
7.	壁のコンセントに、シリンジポンプの電源コードを差し込むことができる。	1 2 3 4
8.	【電源】ボタンを押してONにし、正常に作動するか確認できる。	1 2 3 4
9.	シリンジクランプを引き上げ、スライダーを動かし、薬剤を詰めたシリンジを目盛りが上になるようにセットできる。	1 2 3 4
10.	シリンジクランプを戻し、シリンジの押し子部分をスライダーフックで押さえ、シリンジを固定できる。	1 2 3 4
11.	手指衛生を行い、手袋を装着できる。	1 2 3 4
12.	【早送り】ボタンを押し続けて延長チューブ先端まで液を満たすことができる（プライミング）。	1 2 3 4
13.	積算量をクリアできる。	1 2 3 4
14.	接続する点滴ラインの側管を消毒用アルコール綿で消毒して、接続できる。	1 2 3 4
15.	流量を設定できる。	1 2 3 4

次ページへつづく→

16.	患者名、薬剤、流量を指さし呼称で確認できる。	1 2 3 4
17.	【開始】ボタンを押し開始できる。	1 2 3 4
18.	手袋を外し、手指衛生ができる。	1 2 3 4
19.	アラームが鳴る、点滴刺入部の痛みある場合など、ナースコールをするように患者に説明できる。	1 2 3 4

輸液交換時

1.	【停止・消音】ボタンを押して消音し、アラーム内容を確認できる。	1 2 3 4
2.	輸液交換することを患者に説明できる。	1 2 3 4
3.	本人確認ができる。	1 2 3 4
4.	6Rを確認できる。	1 2 3 4
5.	手指衛生を行い、手袋を装着できる。	1 2 3 4
6.	【停止・消音】ボタンを押し停止できる。	1 2 3 4
7.	延長チューブを外し、空のシリンジを外すことができる。	1 2 3 4
8.	シリンジクランプを引き上げ、スライダーを動かし、交換用のシリンジを目盛りが上になるようにセットできる。	1 2 3 4
9.	シリンジクランプを戻し、シリンジを固定できる。	1 2 3 4
10.	【早送り】ボタンを押し続けて延長チューブ先端まで液を満たすことができる（プライミング）。	1 2 3 4
11.	積算量をクリアできる。	1 2 3 4
12.	接続する点滴ラインの側管を消毒用アルコール綿で消毒して、接続できる。	1 2 3 4
13.	患者名、薬剤、流量を指さし呼称で確認できる。	1 2 3 4
14.	【開始】ボタンを押し開始できる。	1 2 3 4
15.	手袋を外し、手指衛生ができる。	1 2 3 4

次ページへつづく→

16.	アラームが鳴る、点滴刺入部の痛みがある場合など、ナースコールをするように患者に説明できる。	1 2 3 4

輸液終了時

1.	【停止・消音】ボタンを押して消音し、アラーム内容を確認できる。	1 2 3 4
2.	注射指示書で指示内容が終了したことを確認できる。	1 2 3 4
3.	患者に輸液が終了したことを説明できる。	1 2 3 4
4.	手指衛生を行い、手袋を装着できる。	1 2 3 4
5.	【停止・消音】ボタンを押し停止できる。	1 2 3 4
6.	延長チューブを外し、空のシリンジを外すことができる。	1 2 3 4
7.	シリンジポンプの電源を切ることができる。	1 2 3 4
8.	手袋を外し、手指衛生ができる。	1 2 3 4
9.	患者の寝衣と寝具を整えることができる。	1 2 3 4

アラーム対応：閉塞時

1.	【停止・消音】ボタンを押し消音できる。	1 2 3 4
2.	アラーム内容を確認できる。	1 2 3 4
3.	点滴ラインをたどり、閉塞部位を確認できる。	1 2 3 4
4.	閉塞部位をそのままにして、患者に近いクレンメを閉じることができる。	1 2 3 4
5.	【停止・消音】ボタンを押し停止できる。	1 2 3 4
6.	手指衛生を行い、手袋を装着できる。	1 2 3 4
7.	側管と延長チューブの接続部にアルコール綿を当て、延長チューブを外し、圧抜きできる。	1 2 3 4
8.	接続部をアルコール綿で消毒し、延長チューブを接続できる。	1 2 3 4

次ページへつづく→

9.	閉塞部位を解除できる。	1 2 3 4
10.	患者に近いクレンメを開放できる。	1 2 3 4
11.	患者名、薬剤、流量、予定量を指さし呼称で確認できる。	1 2 3 4
12.	【開始】ボタンを押し開始できる。	1 2 3 4
13.	開始できない場合は、閉塞の原因を検索できる。	1 2 3 4

コメント

66 輸血

[目的]
- ・血液の代替、補充
- ・赤血球：酸素供給の改善
- ・血小板：血小板の補充による出血予防や止血促進
- ・新鮮凍結血漿：凝固因子の補充による出血予防や止血促進

[適応]
- ・患者自身の生体内で十分な血液を造れない場合
- ・疾患や手術、外傷などで大量出血があり、生命に危険が生じる場合

[必要物品]

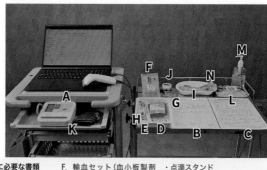

●輸血療法に必要な書類
A. 注射（輸血）指示書
B. 輸血伝票
C. 輸血療法の同意書
D. 輸血
E. 生理食塩液
F. 輸血セット（血小板製剤は血小板用輸血セット）
G. アルコール綿
H. トレイ
I. 膿盆
・ビニール袋
J. ストップウォッチ
・点滴スタンド
K. 血圧計等
L. アルコール除菌シート
M. 手指消毒剤
N. 未滅菌手袋
・マスク

与薬の技術 — 輸血の準備、輸血中と輸血後の管理

241

輸血急性反応	発熱、悪寒、皮膚の発赤や発疹、呼吸困難や咳嗽、頭痛や眩暈、胸痛、不快感や倦怠感、嘔吐や下痢、バイタルサインの変動、意識障害など

異常時の対応

血液バッグの破損、血液の色調の変化、凝固等を認めた場合

輸血部へ連絡し、新しい輸血用血液製剤と交換する

輸血の急性反応出現時

①輸血の急性反応が出現した場合は、すみやかに輸血を中止する

②医師へ報告する

③輸血セットを交換し、生理食塩液や細胞外液製剤などの点滴に交換する

④医師の指示に従いモニタ装着、酸素療法、点滴ラインの確保、救急カートの準備などをする

⑤投与した輸血用血液製剤は廃棄せず、保管する

確認日　　年　　月　　日

　　　　　　実施者：　　　　　　　　確認者：

1-できる　2-指導の下でできる　3-演習でできる　4-知識としてわかる

輸血の準備

1.	輸血療法に必要な書類と必要物品を準備できる。	1	2	3	4
2.	輸血療法の同意書に、患者のサインがあるか確認できる。	1	2	3	4
3.	注射（輸血）指示書で、輸血の種類、単位数、滴下速度、輸血投与ラインを確認できる。	1	2	3	4
4.	輸血伝票と輸血用血液製剤の照合を、医療従事者2人で確認できる。	1	2	3	4
5.	ミキシング台をアルコール除菌シートなどで清拭できる。	1	2	3	4
6.	手指衛生を行い、マスクと手袋を装着できる。	1	2	3	4
7.	輸血用血液製剤を上下左右に静かに振り、血液を混和できる。	1	2	3	4
8.	輸血用血液製剤の外観の確認ができる。	1	2	3	4
9.	輸血セットのローラークレンメを、滴下筒近くまで移動させ、完全に閉じることができる。	1	2	3	4
10.	輸血用血液製剤の差し込み口のカバーを取り、輸血口を露出できる。	1	2	3	4
11.	輸血セットのプラスチック針のキャップを外しすことができる。	1	2	3	4
12.	プラスチック針を差し込み口に刺し、ひねりながら、真っすぐ根本まで差し込むことができる。	1	2	3	4
13.	点滴スタンド等に輸血用血液製剤を吊り下げることができる。	1	2	3	4

次ページへつづく→

14.	輸血セットのローラークレンメを閉じたまま、上部のろ過筒を指で押しつぶして離し、筒内に血液を満たすことができる。	1 2 3 4
15.	下部のろ過筒も指で押しつぶし、筒内の半分程度まで血液を満たすことができる。	1 2 3 4
16.	輸血セットのローラークレンメを緩めて、輸血セットの先端まで血液を満たし、クレンメを閉じることができる。	1 2 3 4
17.	手袋を外し、手指衛生ができる。	1 2 3 4

輸血の実施

1.	輸血の目的を説明し、同意を得ることができる。	1 2 3 4
2.	本人確認ができる。	1 2 3 4
3.	患者と輸血用血液製剤の照合できる。	1 2 3 4
4.	輸血前バイタルサインを測定できる。	1 2 3 4
5.	末梢静脈ラインの刺入部の発赤や腫脹等の有無を観察できる。	1 2 3 4
6.	手指衛生を行い、マスクと手袋を装着できる。	1 2 3 4
7.	末梢静脈ラインに生理食塩液を注入し、抵抗や痛みの有無を確認できる。	1 2 3 4
8.	輸血を開始し、滴下を確認できる。	1 2 3 4
9.	手袋を外し、手指衛生ができる。	1 2 3 4
10.	輸血開始直後のバイタルサイン測定と、患者観察できる。	1 2 3 4
11.	輸血開始5分間はベッドサイドで患者観察できる。	1 2 3 4
12.	5分後、ベッドサイドを離れる時は、刺入部の痛みや副作用症状が出現した場合は、速やかにナースコールするように説明できる。	1 2 3 4
13.	輸血開始15分後のバイタルサイン測定と患者観察を実施し、滴下速度を調整できる。	1 2 3 4

次ページへつづく→

輸血終了時

1. 患者に輸血が終了したことを説明できる。   1 2 3 4

2. 手指衛生を行い、マスクと手袋を装着できる。   1 2 3 4

3. 輸血セットを外し、末梢静脈ラインに生理食塩液を注入できる。   1 2 3 4

4. 手袋を外し、手指衛生ができる。   1 2 3 4

5. 患者氏名、血液型、製造番号を再度確認し、診療録に製造番号と、副作用症状の有無を記録できる。   1 2 3 4

コメント

67 一次救命処置（BLS）

[目的] 心肺停止患者の救命

[適応] 心肺停止患者

[必要物品]

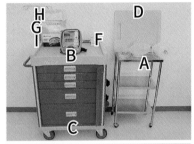

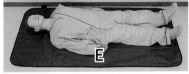

A. バッグバルブマスク（BVM）
B. AED
C. 救急カート
D. 背板（必要時）
E. BLS専用人形（練習時）
F. 手指消毒剤
G. ビニールエプロン（必要時）
H. マスク
I. 未滅菌手袋（必要時）

確認日　　　年　　　月　　　日

　　　　　　　　　　実施者：　　　　　　　　確認者：

1-できる　2-指導の下でできる　3-演習でできる　4-知識としてわかる

1.	「何かおかしい」と感じた場合、周囲の安全確認をし、標準予防策が実施できる。	1 2 3 4
2.	患者の両肩を軽くたたきながら大声で名前を呼び、呼名反応の有無を確認できる。	1 2 3 4
3.	反応がない場合、その場を離れずに応援要請できる。	1 2 3 4
4.	頸動脈を触知しながら、呼吸と脈拍の有無を5秒以上10秒以内に確認できる。	1 2 3 4
5.	呼吸と脈拍がない場合は、胸骨圧迫ができる。	1 2 3 4
6.	人工呼吸の準備ができたら、胸骨圧迫30回：人工換気2回で実施できる。	1 2 3 4
7.	AEDが到着したら、AEDを実施できる。	1 2 3 4
8.	医師が到着したら、状況の報告ができる。	1 2 3 4

コメント

救命救急処置技術　——　一次救命処置

68 バッグバルブマスク (BVM) の使用法

［目的］ 呼吸停止・心肺停止患者への緊急人工換気

［適応］ 呼吸停止・心肺停止患者

［必要物品］

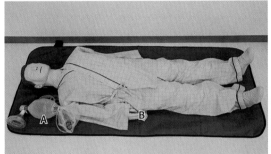

A. バッグバルブマスク (BVM)　　・手指消毒剤　　　　　　　　・未滅菌手袋 (必要時)
B. BLS 専用人形 (練習時)　　　　・ビニールエプロン (必要時)
　　　　　　　　　　　　　　　　・マスク

確認日　　年　　月　　日

　　　　　　　　実施者：　　　　　　　　確認者：

1-できる　2-指導の下でできる　3-演習でできる　4-知識としてわかる

1A. 1人法の場合

1A-1. BVMのマスクを患者の顔に密着させることができる。	1	2	3	4
1A-2. EC法でBVMのマスクを固定できる。	1	2	3	4
1A-3. バッグを加圧し、「胸郭の上りを確認できる程度」の量を、約1秒かけて送気できる。	1	2	3	4
1A-4. 胸郭挙上を目視で確認できる。	1	2	3	4
1A-5. 呼吸停止の場合、1回/6秒の速さで送気できる。	1	2	3	4
1A-6. 心停止の場合、胸骨圧迫と合わせて人工換気ができる。	1	2	3	4

1B. 2人法の場合

1B-1. BVMのマスクを患者の顔に密着させることができる。	1	2	3	4
1B-2. EC法または母指球法でBVMのマスクを固定できる。	1	2	3	4
1B-3. バッグを加圧し、「胸郭の上りを確認できる程度」の量を、約1秒かけて送気できる。	1	2	3	4
1B-4. 胸郭挙上を目視で確認できる。	1	2	3	4
1B-5. 呼吸停止の場合、1回/6秒の速さで送気できる。	1	2	3	4
1B-6. 心停止の場合、胸骨圧迫と合わせて人工換気ができる。	1	2	3	4

コメント

救命救急処置技術 ── 一次救命処置

69. AEDの使用法

[目的] 心室細動 (VF)・無脈性心室頻拍 (pulselessVT) に対する除細動

[適応] 心肺停止患者

[必要物品]

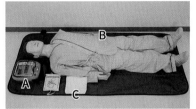

A. AED
B. BLS専用人形（練習時）
C. タオル（必要時）

・手指消毒剤
・ビニールエプロン（必要時）
・マスク

・未滅菌手袋（必要時）

確認日　　年　　月　　日

　　　　　　　　実施者：　　　　　　　　確認者：

1-できる　2-指導の下でできる　3-演習でできる　4-知識としてわかる

1.	AEDの電源を入れることができる。	1	2	3	4
2.	患者の前胸部を露出できる。	1	2	3	4
3.	電極パッドを貼付する部位が濡れていないこと、貼付剤がないこと、埋め込み型除細動器（ICD）がないこと、胸毛が濃くないことを確認できる。	1	2	3	4
4.	電極パッドを袋から出し、貼付できる。	1	2	3	4
5.	解析中は患者に触らないように指示できる。	1	2	3	4
6.	ショックが必要な場合、患者から離れているか安全確認をした後、音声メッセージとともにショックボタンを押すことができる。	1	2	3	4
7.	ショック後、すみやかに胸骨圧迫が再開できる。	1	2	3	4

コメント

⑦ 止血法

[目的] 外出血部を圧迫して止血する

[適応] 創部や医療処置に伴い発生する外出血を有する患者

[必要物品]

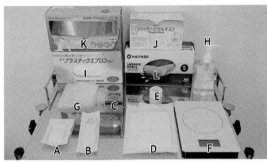

● 圧迫止血用パッド付絆創膏
　による止血時
A. 圧迫止血用パッド付絆創
　膏（静脈用）
B. 圧迫止血用パッド付絆創
　膏（動脈用）
C. 消毒用アルコール綿（必
　要時）

● 創傷の圧迫止血時
D. 滅菌ガーゼ
E. 固定テープ
F. 秤（必要時）
● 止血バンドによる止血時
　・止血バンド専用シリンジ
　・SpO₂モニタ

G. ビニール袋
● 個人防護具
H. 手指消毒剤
I. ビニールエプロン
J. マスク
K. アイガードまたはゴーグル
L. 未滅菌手袋

観察	
圧迫止血の場合、圧迫より末梢側の神経症状、循環障害の有無	しびれ、痛み、冷感などの感覚異常、チアノーゼなどの皮膚色変化、脈拍の消失、四肢末梢の動き
創出血の場合	止血の有無、出血部位、創部の色、大きさ、感染徴候、離開、臭気、創周囲の皮膚トラブル

確認日　　　年　　　月　　　日

　　　　　　実施者：　　　　　　　　確認者：

1-できる　2-指導の下でできる　3-演習でできる　4-知識としてわかる

1.	必要物品の準備ができる。	1 2 3 4
2.	抗凝固剤の内服の有無、凝固機能の検査データの確認ができる。	1 2 3 4
3.	本人確認ができる。	1 2 3 4
4.	止血処置の目的を説明し、同意を得ることができる。	1 2 3 4
5.	手指衛生を行い、手袋、ビニールエプロン、マスク、アイガードまたはゴーグルを装着できる。	1 2 3 4

6A. 穿刺部位またはカテーテル抜去部位の圧迫止血の場合

6A-1.	穿刺部位またはカテーテル抜去部位の血管に沿って、示指・中指・薬指の3本の指を当て、10〜15分程度、直接圧迫し、止血を確認できる。	1 2 3 4
6A-2.	止血用テープを貼付できる。	1 2 3 4
6A-3.	個人防護具を外し、手指衛生ができる。	1 2 3 4
6A-4.	患者の寝衣と寝具を整えることができる。	1 2 3 4
6A-5.	1時間程度は穿刺部を動かさずに安静にしていること、末梢側の神経症状や循環不全症状出現時は申し出るように説明できる。	1 2 3 4
6A-6.	止血用テープ貼付中は、貼付部からの出血の有無、貼付部より末梢側の血流を確認できる。	1 2 3 4
6A-7.	止血用テープ等を除去した後は、止血、血種形成、皮膚異常の有無を観察できる。	1 2 3 4

次ページへつづく→

6B. 創部出血の圧迫止血の場合

6B-1.	出血部位を滅菌ガーゼで覆い、滅菌ガーゼの上から圧迫できる。	1	2	3	4
6B-2.	新たな出血がなくなったら、ガーゼを外し、止血と創部の確認ができる。	1	2	3	4
6B-3.	創部の保護ができる。	1	2	3	4
6B-4.	個人防護具を外し、手指衛生ができる。	1	2	3	4
6B-5.	患者の寝衣と寝具を整えることができる。	1	2	3	4
6B-6.	バイタルサインを測定し、患者の状態変化がないか確認できる。	1	2	3	4
6B-7.	1時間程度は出血部位を動かさずに安静にしていること、再出血時は申し出るように説明できる。	1	2	3	4
6B-8.	医師へ報告し、処置方法の確認ができる。	1	2	3	4

コメント

71 胸骨圧迫

[目的] 心停止患者の救命

[適応] 心停止患者

[必要物品]

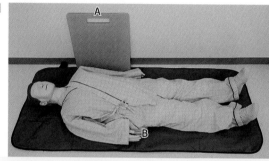

A. 背板（必要時）　　　・手指消毒剤　　　　　　・マスク
B. BLS専用人形（練習時）　・ビニールエプロン（必要時）　・未滅菌手袋（必要時）

確認日　　年　　月　　日

実施者：　　　　　　　　確認者：

1-できる　2-指導の下でできる　3-演習でできる　4-知識としてわかる

1.	頸動脈を触知し、胸骨圧迫の必要性を判断できる。	1	2	3	4
2.	胸骨の下半分に片手の手掌基部を置き、その上にもう片方の手を重ねることができる。	1	2	3	4
3.	両肘を伸ばし、胸壁に対し垂直に位置できる。	1	2	3	4
4.	胸が約5 cm以上6 cm以下程度に沈む深さで圧迫できる。	1	2	3	4
5.	圧迫後は胸を元の高さまで戻すことができる。	1	2	3	4
6.	胸骨圧迫は絶え間なく、100〜120回/分程度のテンポで一定のリズムで実施できる。	1	2	3	4
7.	1〜2分を目安に交代できる。	1	2	3	4

コメント

フィジカルイグザミネーションの基本

72

[目的] 身体的問題を評価するための、客観的身体所見の収集
※患者の身体的問題を評価するために必要な、客観的身体所見
を評価する方法をフィジカルイグザミネーションという

[適応] 看護の対象となるすべての者

[必要物品]

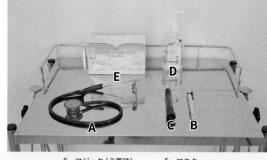

A. 聴診器   C. マジック（必要時）   E. マスク
B. ペンライト（必要時）   D. 手指消毒剤

症状・生体機能管理技術 — フィジカルイグザミネーション

確認日　　年　　月　　日

　　　　　　　　実施者：　　　　　　　　確認者：

1-できる　2-指導の下でできる　3-演習でできる　4-知識としてわかる

開始時

1.	必要物品の準備ができる。	1 2 3 4
2.	身体診察の目的を説明し、同意を得ることができる。	1 2 3 4
3.	本人確認ができる。	1 2 3 4
4.	手指衛生後、マスクの装着ができる。	1 2 3 4

5A. 胸郭と肺のフィジカルイグザミネーション

5A-1.	胸郭の視診ができる。	1 2 3 4
5A-2.	努力呼吸の徴候が観察できる。	1 2 3 4
5A-3.	胸郭の触診により、胸郭の可動性が観察できる。	1 2 3 4
5A-4.	胸郭の触診により、圧痛の観察ができる。	1 2 3 4
5A-5.	胸郭の触診により、皮下気腫の観察ができる。	1 2 3 4
5A-6.	胸郭の打診により、異常音の有無を観察できる。	1 2 3 4
5A-7.	聴診器を用いて、呼吸の異常音の有無を観察できる。	1 2 3 4

5B. 心血管系のフィジカルイグザミネーション

5B-1.	右外頸静脈の輪郭の視診ができる。	1 2 3 4
5B-2.	右内頸静脈の波動の視診ができる。	1 2 3 4
5B-3.	頸動脈の血管雑音の聴診ができる。	1 2 3 4
5B-4.	心尖部の視診ができる。	1 2 3 4
5B-5.	心尖拍動の触診ができる。	1 2 3 4

次ページへつづく→

5B-6. 胸壁拍動の触診ができる。 1 2 3 4

5C. 腹部のフィジカルイグザミネーション

5C-1. 腹部の視診ができる。 1 2 3 4

5C-2. 腹部の聴診ができる。 1 2 3 4

5C-3. 腹部の打診ができる。 1 2 3 4

5C-4. 筋性防御の確認ができる。 1 2 3 4

5C-5. 反跳痛の確認ができる。 1 2 3 4

終了時

6. 手指衛生をし、患者の寝衣と寝具を整えることができる。 1 2 3 4

コメント

259

【体重・身長測定】

[目的] ・成長期の発達状況の観察や栄養状態の評価
・BMI (Body Mass Index：体格指数) の計算
・医療的な処置に必要な体表面積の算出、投与薬剤量の計算

[適応] すべての患者の情報として必要

[必要物品]

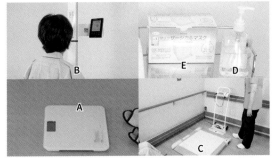

A. 体重計
・身長計

B. 体重計付き身長計
C. 車椅子用体重計

D. 手指消毒剤
E. マスク

身体測定時に気分不良などがあれば
安静臥床させる

チェックリスト

確認日　　　年　　　月　　　日

　　　　　　　　実施者：　　　　　　　確認者：

1-できる　2-指導の下でできる　3-演習でできる　4-知識としてわかる

開始時

1. 身体測定の目的を説明し、同意を得ることができる。 1 2 3 4

2. 本人確認ができる。 1 2 3 4

3. 手指衛生後、マスクを装着することができる。 1 2 3 4

4. プライバシーの保護ができる。 1 2 3 4

【体重・身長測定】

5A. 体重測定

5A-1. 体重測定条件を一定にすることができる。 1 2 3 4

5A-2. 体重計に静かに乗ってもらうことができる。 1 2 3 4

5A-3. 目盛りや数値が安定した計測値を確認できる。 1 2 3 4

5B. デジタル式身長計/体重計付き身長計

5B-1. 靴下を脱ぎ起立板に静かに乗ってもらうことができる。 1 2 3 4

5B-2. 背筋を伸ばし、顎を引き、直立させることができる。 1 2 3 4

5C. 車椅子用体重計

5C-1. 車椅子用体重計の電源を入れることができる。 1 2 3 4

5C-2. 患者には動かないように説明できる。 1 2 3 4

5C-3. 車椅子に乗った患者を体重測定部の中央に乗せ、ブレーキをかけ固定できる。 1 2 3 4

5C-4. 表示された計測値を確認できる。 1 2 3 4

【胸囲測定】

[目的]　・成長発達段階にある小児では発育状態の観察
　　　　・小児の疾患としては漏斗胸、鳩胸、扁平胸の観察
　　　　・成人の疾患としては脊椎変形の観察

[適応]　胸囲測定を必要とする患者

[必要物品]

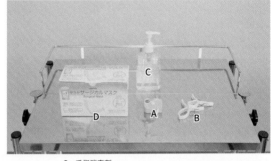

A. メジャー　　　C. 手指消毒剤
B. クリップ　　　D. マスク

確認日　　年　　　月　　　日

　　　　　　　実施者：　　　　　　　確認者：

1-できる　2-指導の下でできる　3-演習でできる　4-知識としてわかる

【胸囲測定】

5A. 胸囲測定

5A-1.	患者を立位または座位にできる。	1 2 3 4
5A-2.	乳頭と肩甲骨が目視できる位置まで寝衣を調整できる。	1 2 3 4
5A-3.	肩甲骨直下から左右乳頭直上部を通過するようにメジャーをあてることができる。	1 2 3 4
5A-4.	患者が息を吐いたタイミングで測定することができる。	1 2 3 4

コメント

【腹囲測定】

[目的] ・肥満の程度を把握するための指標
・内臓脂肪の蓄積を反映し、メタボリックシンドロームの診断
・腹水貯留の状況の把握や、腹部の炎症性疾患の状態評価

[適応] 腹囲測定を必要とする患者

[必要物品]

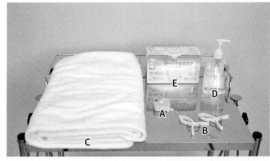

A. メジャー　　　C. バスタオル　　　E. マスク
B. クリップ　　　D. 手指消毒剤

確認日　　　年　　　月　　　日

　　　　　　　　　実施者：　　　　　　　　確認者：

1-できる　2-指導の下でできる　3-演習でできる　4-知識としてわかる

【腹囲測定】

5A. 立位測定

5A-1. 患者を立位にすることができる。 `1 2 3 4`

5A-2. 臍周囲を目視できる位置まで寝衣を調整できる。 `1 2 3 4`

5A-3. メジャーを背中から腰に水平にあて、臍上部を通過するようにあてることができる。 `1 2 3 4`

5A-4. 肘関節を伸展させることができる。 `1 2 3 4`

5A-5. 自然な呼吸を意識させ、呼気の終わりに臍上部で腹囲を測定できる。 `1 2 3 4`

5B. 仰臥位測定

5B-1. 患者に膝を伸展させ枕を外すことができる。 `1 2 3 4`

5B-2. 臍周囲を目視できる位置まで寝衣を調整することができる。 `1 2 3 4`

5B-3. メジャーを背部に回し、腹部の最も高い位置にメジャーをあてることができる。 `1 2 3 4`

5B-4. 自然な呼吸を意識させ、呼気の終わりのタイミングに腹囲を測定することができる。 `1 2 3 4`

コメント

【下肢径測定】

[目的] ・下肢の浮腫の評価、腫脹の評価、左右差の評価
　　　　・筋萎縮の評価、栄養状態の評価、サルコペニアの診断

[適応] 下肢径測定を必要とする患者

[必要物品]

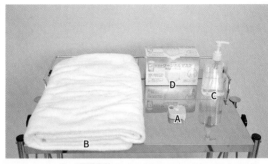

A. メジャー　　　C. 手指消毒剤
B. バスタオル　　D. マスク

確認日　　年　　　月　　　日

　　　　　　　実施者：　　　　　　　　確認者：

1-できる　2-指導の下でできる　3-演習でできる　4-知識としてわかる

【下肢径測定】

5A. 大腿周囲径

5A-1.	患者を仰臥位にし、膝関節を伸展させることができる。	1　2　3　4
5A-2.	膝蓋骨上縁、5 cm上方、10 cm上方、15 cm上方をそれぞれ測定できる。	1　2　3　4

5B. 下腿周囲径

5B-1.	患者を仰臥位にし、膝関節を軽度屈曲させることができる。	1　2　3　4
5B-2.	下腿の最大周囲径を測定できる。	1　2　3　4
5B-3.	内果と外果の直上の最も細い部分を測定できる。	1　2　3　4

5C. 足背周囲径

5C-1.	足背の最大周囲径を測定できる。	1　2　3　4

コメント

【上肢径測定】

[目的] ・上肢の浮腫の評価、腫脹の評価、左右差の評価
　　　　・筋萎縮の評価、栄養状態の評価

[適応] 上腕周囲径測定を必要とする患者

[必要物品]

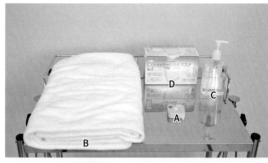

A. メジャー　　　　C. 手指消毒剤
B. バスタオル　　　D. マスク

確認日　　　年　　　月　　　日

　　　　　　　実施者：　　　　　　　　確認者：

1-できる　2-指導の下でできる　3-演習でできる　4-知識としてわかる

【上肢径測定】

5A. 上腕周囲径

5A-1. 患者を仰臥位にできる。　　　　　　　　　　　　1　2　3　4

5A-2. 肘関節を伸展させることができる。　　　　　　　1　2　3　4

5A-3. 上腕の最大周囲径を測定できる。　　　　　　　　1　2　3　4

5B. 前腕周囲径

5B-1. 肘関節を伸展させることができる。　　　　　　　1　2　3　4

5B-2. 前腕の最大径を測定できる。　　　　　　　　　　1　2　3　4

5B-3. 手首の最小径を測定できる。　　　　　　　　　　1　2　3　4

5C. 手背周囲径

5C-1. 第一指と第二指の間で親指の付け根を起点とした手背
の最大径を測定できる。　　　　　　　　　　　　　1　2　3　4

終了時

6. 手指衛生を実施できる。　　　　　　　　　　　　　1　2　3　4

7. 寝衣と寝具を整えることができる。　　　　　　　　1　2　3　4

8. 身体測定が終了したことを伝え、患者の状態に変化は
ないかを観察できる。　　　　　　　　　　　　　　1　2　3　4

コメント

74 12誘導心電図の装着と測定

[目的] **12誘導心電図検査は、心筋が興奮する際に生じる電気的刺激を、表面に置いた電極で記録し、不整脈、狭心症や心筋梗塞、心房・心室の肥大、電解質異常、ジギタリス薬物作用、急性心膜炎などを判定するために行う**

[適応] ・不整脈、狭心症、心筋梗塞、心房・心室の肥大、電解質異常、ジギタリス薬物作用、急性心膜炎の診断または疑いがある患者
・健康診断検査による精査

[必要物品]

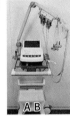
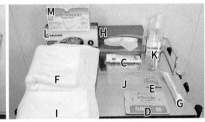

A. 12誘導心電計	E. 消毒用アルコール綿
B. 記録用紙	F. タオル
C. 電極装着用ペースト	G. おしぼり
D. ディスポーザブル電極シール	H. ティッシュペーパー
	I. バスタオル

J. ビニール袋
K. 手指消毒剤
L. 未滅菌手袋
M. マスク

観察	異常時の対応
心電図波形の異常の有無	緊急性の高い不整脈があれば速やかに医師に報告する
不整脈の有無	12誘導心電図測定中に気分不良などがあれば安静臥床させる

確認日　　　年　　　月　　　日

　　　　　　　　　実施者：　　　　　　　　確認者：

1-できる　2-指導の下でできる　3-演習でできる　4-知識としてわかる

1.	必要物品の準備ができる。	1 2 3 4
2.	12誘導心電図測定の目的を説明し、同意を得ることができる。	1 2 3 4
3.	本人確認を行うことができる。	1 2 3 4
4.	心電計の電源コンセントを差し込むことができる。	1 2 3 4
5.	リード線の破損がないか確認できる。	1 2 3 4
6.	心電計のリード線を各電極に接続できる。	1 2 3 4
7.	心電計が正常に起動することを確認できる。	1 2 3 4
8.	心電計用紙が正しく設定されていることが確認できる。	1 2 3 4
9.	患者氏名、ID（カルテ番号）など必要な情報を入力できる。	1 2 3 4
10.	プライバシーを保護できる。	1 2 3 4
11.	手指衛生をし、マスクと手袋を装着できる。	1 2 3 4
12.	時計や貴金属性のアクセサリーを外してもらうことができる。	1 2 3 4
13.	患者を仰臥位にできる。	1 2 3 4
14.	患者の前胸部と左右の手首、左右の足首を露出できる。	1 2 3 4
15.	電極を貼付する部位の発汗や汚染を除去できる。	1 2 3 4
16.	電極を装着する準備できる。	1 2 3 4
17.	四肢の電極を装着できる。	1 2 3 4
18.	胸部の電極を装着できる。	1 2 3 4

次ページへつづく→

19.	心電図波形の記録方法がオート設定 (AUTO) であることを確認できる。	1 2 3 4
20.	記録感度は 1 mV/cm、ペーパー速度は 25 mm/秒であることを確認できる。	1 2 3 4
21.	患者に測定を開始するため、体の力を抜くことを説明することができる。	1 2 3 4
22.	心電図波形にノイズ(アーチファクト)が混入していないことを確認できる。	1 2 3 4
23.	心電計のスタートボタンを押すことができる。	1 2 3 4
24.	記録終了後、心電図の波形を確認できる。	1 2 3 4
25.	電極を外し、皮膚の清潔を保つことができる。	1 2 3 4
26.	手袋を外し、手指衛生を行うことができる。	1 2 3 4
27.	12 誘導心電図の測定が終了したことを伝え、患者の状態に変化はないか観察できる。	1 2 3 4

コメント

75 心電図モニタの装着と管理

[目的] 心電図モニタは、心筋が興奮する際に生じる電気的刺激を、表面に置いた電極からモニタに映し出し、心拍数や不整脈、狭心症や心筋梗塞、電解質異常などを観察することができる。また手術中や重症患者のモニタリングとしてSpO_2や血圧、呼吸数も合わせてモニタリングすることができる

[適応] 重症患者、術中患者、不整脈、狭心症、心筋梗塞、電解質異常のある患者など

[必要物品]

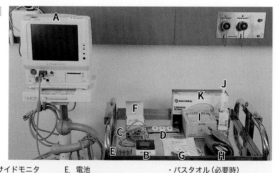

A. ベッドサイドモニタ	E. 電池	・バスタオル（必要時）
B. 無線送信機	F. 記録用紙	・おしぼり（必要時）
C. クリップと電極リード線 またはリード線付き電極	G. SpO_2プローブ	J. 手指消毒剤
D. ディスポーザブル電極シール	H. 血圧測定用カフ I. 消毒用アルコール綿	K. 未滅菌手袋 ・マスク

観察

心拍数、心電図波形、不整脈の有無、SpO_2値、SpO_2脈波、呼吸インピーダンス

異常時の対応

装着中にバイタルサインや全身状態の異常があれば医師へ報告する

確認日　　　年　　　月　　　日

実施者：　　　　　　　確認者：

1-できる　2-指導の下でできる　3-演習でできる　4-知識としてわかる

1.	必要物品の準備ができる。	1 2 3 4
2.	心電図モニタ装着の目的を説明し、同意を得ることができる。	1 2 3 4
3.	本人確認ができる。	1 2 3 4
4.	ベッドサイドモニタの電源をコンセントに差し込むことができる。	1 2 3 4
5.	ベッドサイドモニタが正常に起動することを確認できる。	1 2 3 4
6.	記録用紙が正しくセットされているか確認できる。	1 2 3 4
7.	患者氏名、ID（カルテ番号）など必要な情報を入力できる。	1 2 3 4
8.	無線の場合は送信機の電源を入れ電池の残量が十分にあるか確認できる。	1 2 3 4
9.	プライバシーを保護できる。	1 2 3 4
10.	手指衛生後に手袋を装着できる。	1 2 3 4
11.	患者をベッドに仰臥位にできる。	1 2 3 4
12.	患者の前胸部を露出できる。	1 2 3 4
13.	電極を貼付する部位の発汗や汚染を除去できる。	1 2 3 4
14.	電極の貼付位置は、赤が右鎖骨下の上胸部、黄が左鎖骨下の上胸部、緑が側胸部、左肋骨の下端に貼り付けることができる。	1 2 3 4
15.	電極とリード線を接続できる。	1 2 3 4
16.	ベッドサイドモニタに心電図波形と心拍数が正しく表示されているか確認できる。	1 2 3 4

次ページへつづく→

17.	患者の寝衣を整えることができる。	1 2 3 4
18.	SpO₂プローブを利き手と反対側の手の示指に装着できる。	1 2 3 4
19.	SpO₂の数値と脈波がモニタに表示されているか確認できる。	1 2 3 4
20.	送信機を患者の寝衣に固定できる。	1 2 3 4
21.	呼吸インピーダンスが表示されていることを確認できる。	1 2 3 4
22.	不整脈検出時のアラームがONになっていることを確認できる。	1 2 3 4
23.	心拍数、血圧値、SpO₂値のアラームが患者の状態に合わせた設定であることを確認できる。	1 2 3 4
24.	病室内の適切な位置にベッドサイドモニタを設置できる。	1 2 3 4
25.	手袋を外し手指衛生ができる。	1 2 3 4
26.	心電図モニタの装着が終了したことを伝え患者の状態に変化がないか観察できる。	1 2 3 4

コメント

76 脈拍測定

橈骨動脈、上腕動脈、総頸動脈、大腿動脈、足背動脈

[目的] 心臓から送り出された血液が全身の動脈に伝わり拍動として触知されるのが脈拍である。心臓の動きを反映しているため、心拍数を確認することができ、リズムの変化は不整脈の存在を知ることができる。また脈拍の性状からは血圧値を想定することができ、左右差を確認することで、閉塞性動脈硬化症や大動脈解離などの血流障害を発見する一助となる

[適応] すべての患者

[必要物品]

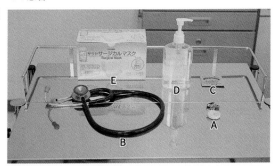

A. ストップウォッチ　　C. 消毒用アルコール綿　　E. マスク
B. 聴診器　　　　　　　D. 手指消毒剤

観察	異常時の対応
脈拍数、リズム不整の有無、脈拍の大きさの左右差	脈拍測定中に気分不良などがあれば安静臥床させる。異常値の場合には医師に報告する

確認日　　　年　　　月　　　日

　　　　　　　実施者：　　　　　　　確認者：

1-できる　2-指導の下でできる　3-演習でできる　4-知識としてわかる

1.	脈拍測定の目的を説明し、同意を得ることができる。	1 2 3 4
2.	本人確認ができる。	1 2 3 4
3.	手指衛生をしマスクを装着できる。	1 2 3 4
4.	患者を座位または仰臥位にすることができる。	1 2 3 4
5.	手を温めてから測定できる。	1 2 3 4
6.	測定する動脈の位置を正しく示すことができる。	1 2 3 4
7.	第2指、第3指、第4指を橈骨動脈に当て脈拍を触知できる。	1 2 3 4
8.	脈拍を1分間測定できる。	1 2 3 4
9.	脈拍数、脈のリズム、脈の緊張度、脈拍の性状を確認できる。	1 2 3 4
10.	脈拍を左右同時に測定し脈拍の左右差を観察できる。	1 2 3 4
11.	寝衣と寝具を整えることができる。	1 2 3 4
12.	脈拍測定が終了したことを伝えることができる。	1 2 3 4

コメント

77 血圧測定

触診法、聴診法（デジタル）タイコス型上腕動脈、足背動脈、膝窩動脈

[目的] 血圧は心臓が血液を送り出す際に血管壁にかかる圧力である。血圧を測定することで低血圧、高血圧を判断し、健康状態や全身状態の評価や薬物療法の効果についての評価を行う

[適応] すべての患者

[必要物品]

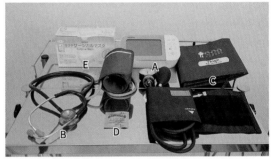

A. 血圧計（アネロイド式・デジタル式）
B. 聴診器
C. 大腿マンシェット
D. 消毒用アルコール綿
・手指消毒剤
E. マスク

観察

測定値　脈圧　平均血圧　異常血圧値

脈圧＝最高血圧−最低血圧

平均血圧＝脈圧÷3＋拡張期血圧

異常時の対応

血圧測定中に気分不良などがあれば安静臥床させる。異常値の場合には医師に報告する

確認日　　　年　　　月　　　日

　　　　　　　　　実施者：　　　　　　　　確認者：

1-できる　2-指導の下でできる　3-演習でできる　4-知識としてわかる

開始時

1.	血圧を測定する部位が適切であるか確認できる。	1 2 3 4
2.	測定するマンシェットを選択できる。	1 2 3 4
3.	血圧測定の目的を説明し、同意を得ることができる。	1 2 3 4
4.	本人確認ができる。	1 2 3 4
5.	手指衛生をし、マスクを装着できる。	1 2 3 4

6A. 聴診法

6A-1a. 上腕での測定

6A-1a-1.	患者を座位または仰臥位にできる。	1 2 3 4
6A-1a-2.	測定する上腕動脈を触知できる。	1 2 3 4
6A-1a-3.	マンシェットと心臓が同じ高さになるように調整できる。	1 2 3 4
6A-1a-4.	マンシェットを肘関節より2〜3 cm上の位置に巻くことができる。	1 2 3 4
6A-1a-5.	上腕動脈の上に聴診器の膜面を置くことができる。	1 2 3 4
6A-1a-6.	加圧によるマンシェットの圧迫があることを説明できる。	1 2 3 4
6A-1a-7.	送気球を圧迫し、コロトコフ音が消失するまで加圧できる。	1 2 3 4
6A-1a-8.	コロトコフ音が消失したらバルブを開放できる。	1 2 3 4
6A-1a-9.	最初にコロトコフ音を聴取した収縮期血圧値を確認できる。	1 2 3 4

次ページへつづく→

6A-1a-10.	さらに圧を下げ、コロトコフ音が聴取されなくなった拡張期血圧値を確認できる。	1 2 3 4
6A-1a-11.	マンシェットの空気を完全に抜くことができる。	1 2 3 4
6A-1a-12.	マンシェットを患者から外すことができる。	1 2 3 4

6A-1b. 大腿での測定

6A-1b-1.	患者を仰臥位にできる。	1 2 3 4
6A-1b-2.	マンシェットを膝関節より2〜3 cm上の位置に巻くことができる。	1 2 3 4
6A-1b-3.	聴診器を膝窩動脈にあて測定できる。	1 2 3 4

6b-1c. 下腿での測定

6b-1c-1.	患者を仰臥位にできる。	1 2 3 4
6b-1c-2.	マンシェットを足関節より2〜3 cm上の位置に巻くことができる。	1 2 3 4
6b-1c-3.	聴診器を足背動脈にあて測定できる。	1 2 3 4

6B. 触診法

6B-1a. 上腕での測定

6B-1a-1.	上腕動脈または上腕動脈に人差し指、中指、薬指を軽く当て触診できる。	1 2 3 4
6B-1a-2.	送気球を圧迫し、脈拍が触知できなくなるまで加圧できる。	1 2 3 4
6B-1a-3.	バルブを開放しゆっくりと圧を下げることができる。	1 2 3 4
6B-1a-4.	脈拍を最初に触知した収縮期血圧を確認できる。	1 2 3 4

次ページへつづく→

6B-1b. 大腿での測定

6B-1b-1. 膝窩動脈または足背動脈、後脛骨動脈に人差し指、中指、薬指を軽く当てることができる。　　1 2 3 4

6B-1b-2. 送気球を圧迫し、脈拍が触知できなくなるまで加圧できる。　　1 2 3 4

6B-1b-3. バルブを開放しゆっくりと圧を下げることができる。　　1 2 3 4

6B-1b-4. 脈拍を最初に触知した収縮期血圧を確認できる。　　1 2 3 4

6B-1c. 下腿での測定

6B-1c-1. 足背動脈または後脛骨動脈に人差し指、中指、薬指を軽く当てることができる。　　1 2 3 4

6B-1c-2. 送気球を圧迫し、脈拍が触知できなくなるまで加圧できる。　　1 2 3 4

6B-1c-3. バルブを開放しゆっくりと圧を下げることができる。　　1 2 3 4

6B-1c-4. 脈拍を最初に触知した収縮期血圧を確認できる。　　1 2 3 4

終了時

7. 寝衣と寝具を整えることができる。　　1 2 3 4

8. 血圧測定が終了したことを患者に伝えることができる。　　1 2 3 4

コメント

78 体温測定

腋窩、鼓膜、口腔

[目的] 炎症や感染症の早期発見や経過観察、術後の経過観察、薬物の副作用の観察など、疾病の診断や治療の補助評価として測定される。また基礎体温を測定することで排卵日を把握することができる

[適応] すべての患者

[必要物品]

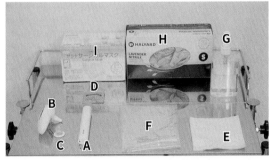

A. 電子体温計
B. 鼓膜体温計
C. プローブカバー
D. 消毒用アルコール綿
E. タオル等
F. ビニール袋
G. 手指消毒剤
H. 未滅菌手袋
I. マスク

観察
体温、発熱、低体温の有無

異常時の対応
体温測定中に気分不良などがあれば安静臥床させる。異常値の場合には医師に報告する

チェックリスト

確認日　　年　　月　　日

　　　　　　　実施者：　　　　　　　　確認者：

1-できる　2-指導の下でできる　3-演習でできる　4-知識としてわかる

開始時

1. 必要物品の準備ができる。	1	2	3	4
2. 体温測定の目的を説明し、同意を得ることができる。	1	2	3	4
3. 本人確認ができる。	1	2	3	4
4. 手指衛生ができる。	1	2	3	4

5A. 腋窩

5A-1. 座位または仰臥位にできる。	1	2	3	4
5A-2. 腋窩に発汗がある場合、乾燥したタオルで清拭できる。	1	2	3	4
5A-3. 電子体温計の先端を腋窩中央部に挿入できる。	1	2	3	4
5A-4. 電子体温計を体軸に対し45度の角度で挿入できる。	1	2	3	4
5A-5. 患者に脇をしっかり閉じさせることができる。	1	2	3	4
5A-6. 電子体温計のアラームが鳴ったら体温計を取り出し体温を確認できる。	1	2	3	4
5A-7. 消毒用アルコール綿で電子体温計を清拭できる。	1	2	3	4

5B. 鼓膜

5B-1. 座位または仰臥位にできる。	1	2	3	4
5B-2. 患者の外耳道を観察し異常がないことを確認できる。	1	2	3	4
5B-3. 体温計の電源を入れ、プローブカバーを装着できる。	1	2	3	4

次ページへつづく→

5B-4.	プローブを患者の外耳道に挿入し外気を遮断するように圧迫できる。	1 2 3 4
5B-5.	電子体温計のアラームが鳴ったら体温計を外耳道から取り出し体温を確認できる。	1 2 3 4
5B-6.	使用後のプローブカバーを廃棄できる。	1 2 3 4
5B-7.	消毒用アルコール綿で電子体温計を清拭できる。	1 2 3 4

5C. 口腔

5C-1.	座位または仰臥位にできる。	1 2 3 4
5C-2.	手指衛生後に手袋を装着できる。	1 2 3 4
5C-3.	口を開け舌を口蓋に付けるよう説明できる。	1 2 3 4
5C-4.	体温計の先端を左右いずれかの舌下中央の横側に挿入できる。	1 2 3 4
5C-5.	口唇を閉じ体温計を固定するように説明できる。	1 2 3 4
5C-6.	電子体温計のアラームが鳴ったら体温計を口腔から取り出し体温を確認できる。	1 2 3 4
5C-7.	消毒用アルコール綿で電子体温計を清拭できる。	1 2 3 4

終了時

6.	手袋を外し手指衛生ができる。	1 2 3 4
7.	患者に体温測定が終了したことを説明できる。	1 2 3 4

コメント

79 呼吸測定

[目的] 呼吸の測定は主に呼吸回数の測定、呼吸の型や呼吸のパターンを観察することで呼吸器機能や感染兆候、全身状態の把握を目的に行われる

[適応] すべての患者

[必要物品]

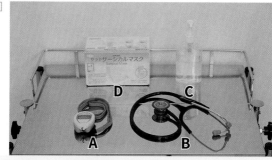

A. ストップウォッチ
B. 聴診器
C. 手指消毒剤
D. マスク

観察

呼吸回数、努力呼吸の有無、異常呼吸の有無

異常時の対応

呼吸測定中に気分不良などがあれば安静臥床させる。異常値の場合には医師に報告する

確認日　　年　　月　　日

実施者：　　　　　　　確認者：

1-できる　2-指導の下でできる　3-演習でできる　4-知識としてわかる

1.	バイタルサイン測定の目的を説明し同意を得ることができる。	1 2 3 4
2.	本人確認ができる。	1 2 3 4
3.	手指衛生ができる。	1 2 3 4
4.	患者のプライバシーを配慮できる。	1 2 3 4
5.	患者を座位または仰臥位にできる。	1 2 3 4
6.	呼吸による胸郭の動きを観察し、呼吸回数を1分間測定できる。	1 2 3 4
7.	呼吸の型やパターンを観察できる。	1 2 3 4
8.	寝衣と寝具を整えることができる。	1 2 3 4
9.	手指衛生ができる。	1 2 3 4
10.	呼吸の測定が終了したことを患者に伝えることができる。	1 2 3 4

コメント

80 パルスオキシメータの原理と測定

[目的] パルスオキシメータは動脈血を透過した2波長の光信号と脈波から経皮的に動脈血酸素飽和度を算出し、酸素化を数値（パーセント）により客観的に把握するための機器である

[適応] 呼吸不全、術後の観察、重症患者の状態観察など

[必要物品]

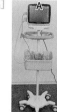
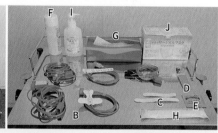

A. SpO₂モニタ
B. SpO₂プローブ各種（リユーザブル/ディスポーザブル）
C. プローブ固定テープ
D. 固定具（クリップ・マジックテープなど）
E. 消毒用アルコール綿
F. 除光液
G. ティッシュペーパー
H. 温めたおしぼり・ビニール袋
I. 手指消毒剤
J. マスク

観察
SpO₂測定値、脈波の検出
測定部位の皮膚の異常の有無
固定テープ貼付部位の皮膚の状態

異常時の対応
SpO₂測定中に気分不良などがあれば安静臥床させる。異常値の場合には医師に報告する

症状・生体機能管理技術 ── バイタルサイン測定

確認日　　年　　月　　日

実施者：　　　　　　　　確認者：

1-できる　2-指導の下でできる　3-演習でできる　4-知識としてわかる

1.	必要物品の準備ができる。	1 2 3 4
2.	患者の状態に適したSpO2プローブを準備できる。（適切なプローブ装着部位を選択できる）	1 2 3 4
3.	SpO2測定とプローブ装着の目的を説明し、同意を得ることができる。	1 2 3 4
4.	本人確認ができる。	1 2 3 4
5.	手指衛生後、マスクを装着できる。	1 2 3 4
6.	プローブ装着部位の汚れや水分を除去できる。	1 2 3 4

7A. クリップ式プローブの装着（フィンガープローブ）

7A-1.	プローブのクリップを開き装着する指を奥まで入れることができる。	1 2 3 4
7A-2.	プローブのケーブルを固定できる。	1 2 3 4

7B. リユーザブルの分離型プローブの装着（マルチプローブ）

7B-1.	分離している発光部と受光部が対向するように装着できる。	1 2 3 4
7B-2.	スライドアダプターを調整できる。	1 2 3 4
7B-3.	テープを正しく固定できる。	1 2 3 4
7B-4.	プローブのケーブルを固定できる。	1 2 3 4

次ページへつづく→

7C. ディスポーザブルタイプのテープ型プローブの装着（テープ型プローブ）

7C-1a. 縦巻き型テープ
`1 2 3 4`

7C-1a-1. 剥離紙を剥がす前にプローブの発光部と受光部の中央を折り曲げることができる。
`1 2 3 4`

7C-1a-2. 剥離紙を剥がし受光部を指の腹側から貼ることができる。
`1 2 3 4`

7C-1a-3. 次に発光部を爪側に貼ることができる。
`1 2 3 4`

7C-1a-4. プローブのケーブルを固定できる。
`1 2 3 4`

7C-1b. 横巻き型テープ

7C-1b-1. 剥離紙を剥がす前にプローブの発光部と受光部の中央を折り曲げることができる。
`1 2 3 4`

7C-1b-2. 剥離紙を剥がし爪の生え際に発光部を貼ることができる。
`1 2 3 4`

7C-1b-3. 次に受光部を指の腹側に貼ることができる。
`1 2 3 4`

7C-1b-4. プローブのケーブルを固定できる。
`1 2 3 4`

7D. 耳朶へのプローブ装着

7D-1. 耳朶をクリップで挟むことができる。
`1 2 3 4`

7D-2. 耳朶のクリップにテンションがかからないようにコードを寝衣などに固定できる。
`1 2 3 4`

終了後

8. SpO_2プローブ装着後、モニタを装着し脈波が検出されていることを確認できる。
`1 2 3 4`

9. プローブの装着部位を定期的にかえることができる。
`1 2 3 4`

コメント

81 血糖測定

[目的] 血糖値の把握、血糖コントロール、血糖降下薬等の薬物管理、
治療評価

[適応] ・血糖コントロールが必要な患者
・血糖降下薬等の薬物治療中の患者
・術前術後の評価

[必要物品]

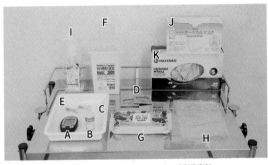

A. 血糖測定器
B. 測定用チップ
C. 穿刺針（青：25G、紫28G）
D. 消毒用アルコール綿

E. トレイ
F. 針捨て box
G. アルコール除菌シート等
H. ビニール袋

I. 手指消毒剤
J. マスク
K. 未滅菌手袋

観察

低血糖症状	頭痛、頻脈、発汗、指先のしびれ、ふらつきや立ちくらみ、意識障害の有無等
高血糖症状	疲労感、口渇、多尿、視界不良等
穿刺前の穿刺部位の状態	穿刺部の汚染、乾燥、創、湿疹、発赤、腫脹、冷感等
穿刺後の穿刺部位の状態	止血、痛み、不快感

異常時の対応

穿刺しても血液がでない

①皮膚の肥厚程度に合わせて、穿刺深度を調整する

②穿刺する部位を変更する

血糖値が低値の場合

①低血糖症状を確認する

②脱水状態、ショック状態、末梢循環障害がある場合は血糖値が偽低値を示すことがあるため、確認する

③低血糖症状や②の状態がない場合は、測定用チップを変えて再度測定する

④低血糖症状がある、または測定チップを変えても低値の場合は、医師へ報告する

血糖値が高値の場合

①高血糖症状を確認する

②指先穿刺の場合、果物等の糖分を含む食品に触れていないか確認し、触れている場合は手洗いをする、または耳朶穿刺にする

③高血糖症状がない場合は、測定用チップを変えて再度測定する

④高血糖症状がある、または測定用チップを変えても高値の場合は、医師へ報告する

確認日　　　年　　　月　　　日

実施者：　　　　　　　　確認者：

1-できる　2-指導の下でできる　3-演習でできる　4-知識としてわかる

1.	必要物品の準備ができる。	1	2	3	4
2.	血糖測定の目的を説明し、同意を得ることができる。	1	2	3	4
3.	本人確認ができる。	1	2	3	4
4.	手指衛生を行い、マスクと手袋を装着できる。	1	2	3	4
5.	血糖測定器の電源を入れ、測定用チップを装着できる。	1	2	3	4
6.	穿刺部位を確定し、消毒用アルコール綿で消毒できる。	1	2	3	4
7.	アルコールが乾いたことを確認してから穿刺できる。	1	2	3	4
8.	穿刺針を針捨てboxに廃棄できる。	1	2	3	4
9.	血液を出すことができる。	1	2	3	4
10.	測定用チップの先端を血液に触れさせ、血糖値を測定できる。	1	2	3	4
11.	穿刺部位を消毒用アルコール綿で圧迫し、止血できる。	1	2	3	4
12.	測定用チップを外し、廃棄できる。	1	2	3	4
13.	手袋を外し、手指衛生ができる。	1	2	3	4
14.	患者の寝衣と寝具を整えることができる。	1	2	3	4

コメント

82 静脈採血

[目的] 疾患の診断、病状や治療効果の評価、薬物血中濃度など薬物療法の管理、感染症スクリーニング、血液型の確認とクロスマッチ等

[適応] 静脈血採血が可能な患者

[必要物品]

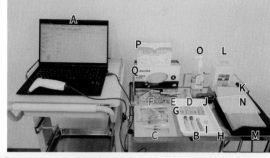

A. 採血指示書	E. 注射針（21〜22 G）
B. 採血管とラベル	F. 針なし分注器具
●真空管ホルダー採血の場合	G. 消毒用アルコール綿
C. 真空採血管ホルダーと針	H. トレイ
（21〜22 G）	I. 止血テープ
●注射器採血の場合	J. 駆血帯
D. 注射器（採血量に準ずる）	

K. ディスポーザブルシーツ
L. 針捨て box
M. 肘枕（必要時）
N. ビニール袋
O. 手指消毒剤
P. マスク
Q. 未滅菌手袋

症状・生体機能管理技術 — 採血

神経損傷の症状	穿刺部位の強い痛み、電撃痛、しびれ等
穿刺部位の状態	穿刺部位の発赤、腫脹、皮下血種の有無、止血の有無

異常時の対応

神経損傷の症状

①穿刺時に、指先のしびれ、上肢の激痛、灼熱感など神経損傷の症状を訴えた場合は、すみやかに抜針する

②運動障害の有無を確認する

③部位を変えて穿刺する

④医師へ報告する

動脈穿刺した場合

①穿刺後の逆血確認時に、拍動がある場合は動脈穿刺と判断する

②穿刺部位に近い動脈の拍動と走行を確認する

③駆血帯を外し、抜針と同時に強く圧迫する

④圧迫したまま、ナースコールなどで応援要請し、医師へ報告する

穿刺したが、血液が引けない

①穿刺の深さや角度を確認する（穿刺したまま探ってはいけない）

②穿刺部位を変更する

③血管が見つけにくいなど難しい場合は、穿刺者を交代する

穿刺部位に皮下血種ができた

①穿刺部位を圧迫する

②穿刺部位に痛みがある場合は、患者の希望に応じて冷却する。その際は、冷却材が直接皮膚に触れないように、タオル等で包む

③血種が大きく、痛みや腫脹が持続する、または感染徴候がある場合は医師へ報告する

気分不快や意識障害などの血管迷走神経反応を生じた場合

①採血を中止する

②座位の場合は臥床させる（血管迷走神経反応の既往がある場合はあらかじめ臥床で採血する）

③バイタルサイン測定をする

④症状が改善しない場合は、医師へ報告する

確認日　　　年　　　月　　　日

　　　　　　　実施者：　　　　　　　　　確認者：

1-できる　2-指導の下でできる　3-演習でできる　4-知識としてわかる

1.	必要物品の準備ができる。	1 2 3 4
2.	採血の目的を説明し、同意を得ることができる。	1 2 3 4
3.	本人確認ができる。	1 2 3 4
4.	検体ラベルの照合ができる。	1 2 3 4
5.	必要物品を使用しやすい位置に設置できる。	1 2 3 4
6.	ディスポーザブルシーツを敷き、穿刺部を露出し、穿刺する血管を確認できる。	1 2 3 4
7.	手指衛生を行い、マスクと手袋を装着できる。	1 2 3 4
8.	駆血帯を巻くことができる。	1 2 3 4
9.	患者に拇指を中にして手を握ってもらうことができる。	1 2 3 4
10.	血管の走行、弾力性、可動性、拍動の有無などについて確認し、穿刺する血管を指で血管に触れて決定できる。	1 2 3 4
11.	消毒用アルコール綿で中心から外側へ円を描くように消毒できる。	1 2 3 4
12.	穿刺針のキャップを外し、刃先面が上になるように持つことができる。	1 2 3 4
13.	穿刺部より末梢側の皮膚を軽く引っ張り血管を固定できる。	1 2 3 4
14.	針を15〜20度の角度でゆっくり穿刺できる。	1 2 3 4
15.	患者に痛みやしびれがないかを確認できる。	1 2 3 4
16.	逆血を確認できる。	1 2 3 4
17.	握った手を緩めてもらうことができる。	1 2 3 4

次ページへつづく→

18.	穿刺針を固定できる。	1 2 3 4
19.	採血ホルダーに採血管をつけることができる。	1 2 3 4
20.	血液の流入が停止後、採血ホルダーから採血管を抜くことができる。	1 2 3 4
21.	抗凝固剤等が入っている採血管は、5回以上ゆっくり転倒混和できる。	1 2 3 4
22.	採血が終了したら、駆血帯を外すことができる。	1 2 3 4
23.	穿刺部位に消毒用アルコール綿を当て、安全装置を作動させて抜針できる。	1 2 3 4
24.	速やかに針捨て box に廃棄できる。	1 2 3 4
25.	抜針部位に止血テープを貼付し、止血するまで圧迫できる。	1 2 3 4
26.	穿刺部位は、マッサージをしないように、患者に説明できる。	1 2 3 4
27.	ディスポーザブルシーツを除去できる。	1 2 3 4
28.	手袋を外し、手指衛生ができる。	1 2 3 4
29.	患者の寝衣と寝具を整えることができる。	1 2 3 4

分注する場合

1.	針なし分注器具が準備できる。	1 2 3 4
2.	採血したシリンジと針なし分注器具を接続できる。	1 2 3 4
3.	シリンジを下向きにして、針なし分注器具と採血管を接続した後、シリンジを上向きにできる。	1 2 3 4
4.	血液の移注が停止したら、針なし分注器具から採血管を外すことができる。	1 2 3 4
5.	シリンジと針なし分注器具を外さずに、針捨て box へ廃棄できる。	1 2 3 4

コメント

83 胃管の挿入と管理

[目的] 胃内容物の排出、消化管の減圧など　[適応] 腸閉塞や消化管術後、意識障害や気管挿管などで経口摂取ができない患者

[必要物品]

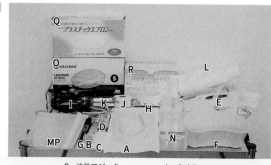

A. 胃管	G. 油性マジック	L. タオル
B. カテーテル用シリンジ	H. 固定テープ	M. ビニール袋
C. 未滅菌ガーゼ	・固定具（マジックテープ・	N. 手指消毒剤
D. 水溶性潤滑剤	クリップなど）	O. 未滅菌手袋
・トレイ	I. 聴診器	P. アイガードまたはゴーグル
E. 排液バッグ	J. SpO₂モニタ	Q. ビニールエプロン
F. ガーグルベースン	K. ペンライト	R. マスク

A. 胃管
B. カテーテル用シリンジ
C. 未滅菌ガーゼ
D. 水溶性潤滑剤
・トレイ
E. 排液バッグ
F. ガーグルベースン
G. 油性マジック
H. 固定テープ
・固定具（マジックテープ・
クリップなど）
I. 聴診器
J. SpO_2モニタ
K. ペンライト
L. タオル
M. ビニール袋
N. 手指消毒剤
O. 未滅菌手袋
P. アイガードまたはゴーグル
Q. ビニールエプロン
R. マスク

観察

バイタルサイン、SpO_2

胃からの排液量、排液の性状、臭気、排ガスの有無

鼻出血の有無

腹痛、腹部膨満感の有無

異常時の対応

胃管挿入中に鼻出血があれば挿入を中止し鼻出血の止血を確認する。挿入中に嘔気があれば挿入を中断し、嘔気が治まれば挿入を再開する。挿入中の嘔吐があれば挿入を中止し時間を空け再度挿入を試みる。胃管挿入後にSpO_2低下や呼吸困難があれば気道への誤挿入を疑い医師へ報告する。

確認日　　年　　　月　　　日

実施者：　　　　　　　　確認者：

1-できる　2-指導の下でできる　3-演習でできる　4-知識としてわかる

1.	必要物品を準備できる。	1 2 3 4
2.	胃管挿入の目的を説明し、同意を得ることができる。	1 2 3 4
3.	本人確認ができる。	1 2 3 4
4.	患者を座位または半座位にできる。	1 2 3 4
5.	患者の前胸部にタオルをかけることができる。	1 2 3 4
6.	手指衛生をし、ビニールエプロン、マスク、アイガードまたはゴーグル、手袋を装着できる。	1 2 3 4
7.	ガーグルベースンを手の届く範囲に準備できる。	1 2 3 4
8.	未滅菌ガーゼに水溶性潤滑剤を出すことができる。	1 2 3 4
9.	患者の顔を正面に向かせ、後頭部に枕を入れ、やや前屈した姿勢を取らせることができる。	1 2 3 4
10.	胃管の挿入の長さを測定できる。	1 2 3 4
11.	胃管の先端4〜5 cmに水溶性潤滑剤を塗布できる。	1 2 3 4
12.	カテーテルシリンジに20 mLの空気を吸引できる。	1 2 3 4
13.	胃管とカテーテルシリンジを接続できる。	1 2 3 4
14.	胃管の潤滑剤が塗られていない部分をペンを持つように持つことができる。	1 2 3 4
15.	鼻孔からやや水平か、やや上向きにゆっくりと胃管を挿入できる。	1 2 3 4
16.	10〜15 cm程度胃管を挿入したところで胃管を挿入している鼻孔と反対側に頸部を回旋させることができる。	1 2 3 4
17.	胃管の挿入を進め嚥下を確認しながら胃管挿入を進めることができる。	1 2 3 4

次ページへつづく→

18.	予め測定した長さまで胃管を挿入できる。	1 2 3 4
19.	左下肺野、右下肺野、心窩部の3点にそれぞれ聴診器を当て、10〜20 mLの空気を注入し気泡音を聴診で確認できる。	1 2 3 4
20.	心窩部での聴診で気泡音が最も大きく聴診できることを確認できる。	1 2 3 4
21.	注入した空気を吸引し、胃液が吸引できるかを確認できる。	1 2 3 4
22.	X線画像による胃管先端位置の確認を医師に依頼できる。	1 2 3 4
23.	胃管を固定できる。	1 2 3 4
24.	胃管の固定位置が分かるように胃管周囲を油性マジックで印を付けることができる。	1 2 3 4
25.	胃管からの排液を回収する方法を医師の指示を確認し実施できる。	1 2 3 4
26.	胃管の換気口（空気腔）を胃より高い位置に固定できる。	1 2 3 4
27.	個人防護具を外し、手指衛生ができる。	1 2 3 4
28.	寝衣と寝具を整えることができる。	1 2 3 4
29.	胃管の挿入が終了したことを説明し患者の状態に変化はないかを観察できる。	1 2 3 4

コメント

84 胃液採取

[目的] 胃液検査は胃の分泌機能や胃の酸度測定を目的に行われるが、結核菌、肺の癌細胞、寄生虫卵の検索などにも行われる

[適応] 胃分泌機能、胃酸度測定、結核菌、肺の癌細胞、寄生虫卵の検索が必要な患者

[必要物品]

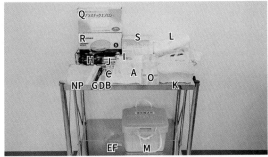

A. 胃管 (10 Fr前後)　　・トレイ
B. 未滅菌ガーゼ　　　　H. 聴診器
C. 水溶性潤滑剤　　　　I. SpO₂モニタ
D. カテーテル用シリンジ　J. ペンライト
E. 滅菌スピッツ　　　　K. ガーグルベースン
F. 検体ラベル　　　　　L. タオル
G. 油性マジックペン　　M. 検体搬送BOX

N. ビニール袋
O. 手指消毒剤
P. アイガードまたはゴーグル
Q. ビニールエプロン
R. 未滅菌手袋
S. マスク

観察
バイタルサイン、SpO₂
胃からの排液の性状
鼻出血の有無
腹痛、腹部膨満感の有無

異常時の対応
鼻出血があれば胃管挿入を中止し、止血を確認する
挿入中に嘔気・嘔吐があれば挿入を中止し時間を空け再度挿入を試みる

確認日　　　年　　　月　　　日

　　　　　　　実施者：　　　　　　　　確認者：

1-できる　2-指導の下でできる　3-演習でできる　4-知識としてわかる

1.	必要物品の準備ができる。	1 2 3 4
2.	胃液採取の目的を説明し、同意を得ることができる。	1 2 3 4
3.	本人確認ができる。	1 2 3 4
4.	手指衛生後、ビニールエプロン、マスク、アイガードまたはゴーグル、手袋を装着できる。	1 2 3 4
	※胃管挿入手技については「胃管の挿入と管理」の項参照	
5.	挿入した胃管の吸引・排液口にカテーテル用シリンジを接続し陰圧をかけることができる。	1 2 3 4
6.	胃液を5〜10 mL採取できる。	1 2 3 4
7.	胃液を採取出来たら胃管を抜去できる。	1 2 3 4
8.	採取した胃液を滅菌スピッツに移すことができる。	1 2 3 4
9.	個人防護具を外し手指衛生ができる。	1 2 3 4
10.	寝衣と寝具を整えることができる。	1 2 3 4
11.	胃液採取が終了したことを伝え、患者の状態に変化はないかを観察できる。	1 2 3 4
12.	採取した検体を速やかに検査室へ搬送できる。	1 2 3 4

コメント

症状・生体機能管理技術 ── 検体の取り扱い

85 尿採取

[目的] 尿中に含まれる細菌やさまざまな成分、物質を検査し患者の全身状態を評価するために行われる

[適応] 尿検査、尿培養が必要な患者

[必要物品]

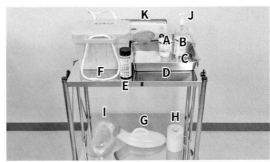

A. 尿コップ
B. 滅菌尿コップ
C. 滅菌スピッツ
D. トレイ
E. 尿試験紙

F. 検体搬送BOX
G. 尿器
H. トイレットペーパー
・バスタオル
I. ビニール袋

J. 手指消毒剤
・アイガードまたはゴーグル
K. 未滅菌手袋
・ビニールエプロン
・マスク

観察
排尿量、尿の色や性状、臭気、混濁等
残尿感の有無
尿道口や陰部粘膜、皮膚の状態

異常時の対応
導尿カテーテル挿入中に出血や痛みがあれば無理に挿入をせず医師へ報告する。尿の量や性状の異常の有無を観察する
導尿後に尿道の痛みや排尿時痛が持続する場合は医師へ報告する

確認日　　　年　　　月　　　日

　　　　　　実施者：　　　　　　　　確認者：

1-できる　2-指導の下でできる　3-演習でできる　4-知識としてわかる

1.	必要物品を準備できる。	1 2 3 4
2.	尿検査の説明をし、同意を得ることができる。	1 2 3 4
3.	本人確認ができる。	1 2 3 4
4.	手指衛生後、ビニールエプロン、マスク、アイガードまたはゴーグル、手袋を装着できる。	1 2 3 4
5.	プライバシーを保護できる。	1 2 3 4

6. 尿の採取（導尿）

6A. 導尿法による排尿援助を参照

6A-1.	尿培養検査の場合、導尿カテーテルから流出した中間尿を滅菌尿コップに10〜20 mL採取できる。	1 2 3 4
6A-2.	滅菌尿コップに採取した尿を滅菌スピッツに移すことができる。	1 2 3 4

6B. 経尿導的膀胱留置カテーテル挿入中の採尿

6B-1.	サンプリングポートから10 cm以上離れた箇所の導尿チューブを折り曲げクランプしサンプリングポート付近に尿を滞留できる。	1 2 3 4
6B-2.	サンプリングポートを消毒用アルコール綿で消毒できる。	1 2 3 4
6B-3.	10 mLのロック付きシリンジで尿を採取できる。	1 2 3 4
6B-4.	採取した尿を滅菌スピッツまたは尿コップに移すことができる。	1 2 3 4
6B-5.	個人防護具を外し、手指衛生ができる。	1 2 3 4

次ページへつづく→

6B-6. 寝衣と寝具を整えることができる。	1 2 3 4
6B-7. 尿採取が終了したことを伝え、患者の状態に変化はないかを確認できる。	1 2 3 4
6B-8. 採取した検体を速やかに検査室へ搬送できる。	1 2 3 4

7. 尿試験紙による検査方法

7-1. 尿コップ内にある検体に尿試験紙を完全に浸すことができる。	1 2 3 4
7-2. 尿コップのふちに尿試験紙の端をあてながら引き上げることができる。	1 2 3 4
7-3. 判定時間が経つまで尿試験紙を尿コップの上に水平に置くことができる。	1 2 3 4
7-4. 測定項目ごとの色調表と比較して判定できる。	1 2 3 4

コメント

86 便採取

[目的] ・便潜血検査による消化管出血、消化管潰瘍、大腸がんの補助
診断
・細菌やウイルス、寄生虫（卵）、などの病原体の同定

[適応] 消化器系疾患の診断、消化器系感染症の診断、消化管出血の検出

[必要物品]

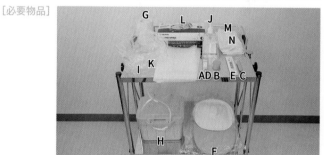

A. 便潜血検査キット	F. 便器（ビニールで覆った
B. 検便容器	便器）
C. 採便容器	G. トイレットペーパー
D. 検体ラベル	H. 検体搬送BOX
E. ディスポーザブル舌圧子	I. ビニール袋

J. 手指消毒剤	
K. アイガードまたはゴーグル	
L. 未滅菌手袋	
M. ビニールエプロン	
N. マスク	

観察	異常時の対応
便の性状、血液混入の有無、便の臭い	便採取中に気分不良などがあれば安静臥床させ、意識状態の確認、バイタルサインを測定する。改善しない場合には医師へ報告する

確認日　　年　　月　　日

実施者：　　　　　　確認者：

1-できる　2-指導の下でできる　3-演習でできる　4-知識としてわかる

1.	必要物品を準備できる。	1 2 3 4
2.	便採取の目的を説明し、同意を得ることができる。	1 2 3 4
3.	本人確認ができる。	1 2 3 4
4.	手指衛生後、ビニールエプロン、マスク、アイガードまたはゴーグル、手袋を装着できる。	1 2 3 4

5A. 便潜血検査キット

5A-1.	便潜血検査キットにラベルを貼ることができる。	1 2 3 4
5A-2.	キャップを回し採便スティックを引き抜くことができる。	1 2 3 4
5A-3.	採便スティック先端の溝に便が埋まるくらい採取できる。	1 2 3 4
5A-4.	採便スティックを容器に差し込みパチンと音がするまで差し込むことができる。	1 2 3 4

5B. 検便容器

5B-1.	検便容器にラベルを貼ることができる。	1 2 3 4
5B-2.	ディスポーザブル舌圧子で拇指頭大の便を採取できる。	1 2 3 4
5B-3.	検便容器に便を入れ蓋をできる。	1 2 3 4

5C. 採便容器

5C-1.	採便容器にラベルを貼ることができる。	1 2 3 4

次ページへつづく→

5C-2.	採便スティックに小豆サイズの便を採取できる。	1 2 3 4
5C-3.	採便スティックを容器に戻し、ねじを回し蓋をすることができる。	1 2 3 4

5D. 患者自身で便採取する場合

5D-1.	トイレットペーパーを便器に多めに敷き、便が流れないように説明できる。	1 2 3 4
5D-2.	トイレットペーパー上の便を各採取方法で採取することを説明できる。	1 2 3 4
5D-3.	便潜血キットに患者氏名、性別、年齢、採便日時を油性ペンで記載できる。	1 2 3 4
6.	個人防護具を外し、手指衛生ができる。	1 2 3 4
7.	便採取が終了したことを伝え、患者の状態に変化はないかを観察できる。	1 2 3 4
8.	採取した検体を速やかに検査室へ搬送できる。	1 2 3 4

コメント

87 喀痰採取

[目的] 下気道感染の起因菌の同定

[適応] 肺炎など呼吸器系感染症の疑いがある患者

[必要物品]

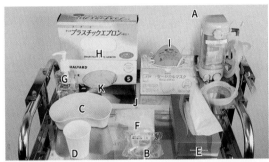

A. 吸引器
　・滅菌カップまたは吸引キット
B. 検体ラベル
　・生理食塩液（吸引時）
C. ガーグルベースン

D. 紙コップ・水
E. ティッシュペーパー
F. ビニール袋
G. 手指消毒剤
H. ビニールエプロン

I. マスク（結核など空気感染が疑われる場合はN95マスク）
J. アイガードまたはゴーグル
K. 未滅菌手袋

観察	
呼吸状態	呼吸困難感などの自覚症状、努力呼吸の徴候、呼吸音、咳嗽力、SpO₂値など
分泌物の性状	分泌物の量、性状、粘稠度（ねんちゅうど）

異常時の対応
滅菌カップや吸引チューブに触れるなど、滅菌の破綻
物品を新しいものに交換して採取しなおす

チェックリスト

確認日　　　年　　　月　　　日

実施者：　　　　　　　確認者：

1-できる　2-指導の下でできる　3-演習でできる　4-知識としてわかる

1.	必要物品を準備できる。	1 2 3 4
2.	喀痰培養検査の目的を説明し、同意を得ることができる。	1 2 3 4
3.	本人確認ができる。	1 2 3 4
4.	手指衛生を行い、ビニールエプロン、マスク、アイガードまたはゴーグル、手袋を装着できる。	1 2 3 4

5A. 自己喀出できる場合

5A-1.	患者の体位を座位または半座位にできる。	1 2 3 4
5A-2.	含嗽またはオーラルケアを実施できる。	1 2 3 4
5A-3.	滅菌コップの検体ラベルが患者本人のものであることを確認できる。	1 2 3 4
5A-4.	患者に滅菌コップを渡し、コップの縁に触れないように持ち、強く咳払いをして痰を直接入れるように説明できる。	1 2 3 4
5A-5.	分泌物を確認し、速やかに蓋ができる。	1 2 3 4

5B. 吸引キットで採取する場合

5B-1.	洗浄水とコップ、滅菌生理食塩液を準備し、吸引しやすい位置に配置できる。	1 2 3 4
5B-2.	吸引カテーテルとコネクティングチューブの間に気管吸引キットが接続できる。	1 2 3 4
5B-3.	喀痰培養のラベルを貼付できる。	1 2 3 4
5B-4.	吸引圧を−15〜20 kPaに設定し、吸引圧がかかることを確認できる。	1 2 3 4

次ページへつづく→

5B-5.	吸引カテーテルの先端から10 cm程度の位置で、清潔に取り出して持ち、吸引できる。	1 2 3 4
5B-6.	滅菌生理食塩液を少量吸引できる。	1 2 3 4
5B-7.	清潔にキャップを取り付けることができる。	1 2 3 4
5B-8.	採痰が終了したことを伝え、呼吸状態を観察できる。	1 2 3 4

6. 採取後

6-1.	個人防護具を外し、手指衛生ができる。	1 2 3 4
6-2.	検体を速やかに検査室へ提出できる。	1 2 3 4

コメント

88 咽頭培養検体採取

[目的] ・上気道由来の細菌の有無、種類を把握する目的で行われる
・通常、咽頭には常在菌以外の細菌は存在しないが、黄色ブドウ球菌、肺炎球菌、A群連鎖球菌、ジフテリア菌、カンジダ、クラミジア、淋菌などが検出されることがある

[適応] 臨床症状から咽頭への細菌感染等が疑われる患者

[必要物品]

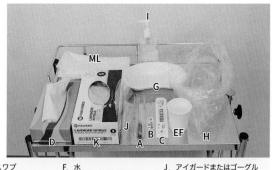

A. シードスワブ	F. 水	J. アイガードまたはゴーグル
B. 検体ラベル	G. ディスポーザブル膿盆	K. 未滅菌手袋
C. ディスポーザブル舌圧子	・検体搬送BOX	L. ビニールエプロン
D. ティッシュペーパー	H. ビニール袋	M. マスク
E. 紙コップ	I. 手指消毒剤	

観察	異常時の対応
咽頭扁桃、口蓋扁桃の発赤、腫脹、出血、白苔の有無	咽頭培養検体採取中に誤嚥や気分不良などがあれば安静臥床させ、意識状態の確認、バイタルサインを測定する。改善しない場合には医師へ報告する

確認日　　年　　　月　　　日

実施者：　　　　　　　　確認者：

1−できる　2−指導の下でできる　3−演習でできる　4−知識としてわかる

1.	必要物品を準備できる。	1 2 3 4
2.	咽頭培養検査の目的を説明し、同意を得ることができる。	1 2 3 4
3.	本人確認ができる。	1 2 3 4
4.	手指衛生を行い、ビニールエプロン、マスク、アイガードまたはゴーグル、手袋を装着できる。	1 2 3 4
5.	検体採取に適した体位に調整できる。	1 2 3 4
6.	患者に含嗽をさせることができる。	1 2 3 4
7.	培地チューブに検体ラベルを貼り付けることができる。	1 2 3 4
8.	袋から滅菌キャップ付綿棒を取り出すことができる。	1 2 3 4
9.	患者に開口させ、舌圧子で舌を下げ、咽頭扁桃と口蓋扁桃を観察できる。	1 2 3 4
10.	咽頭扁桃または口蓋扁桃を綿棒で満遍なく回転させながらこすることができる。	1 2 3 4
11.	綿棒先端部が分泌物で濡れたことを確認できる。	1 2 3 4
12.	培地チューブのキャップをねじって開け、キャップを廃棄できる。	1 2 3 4
13.	培地チューブに綿棒を差し込み、オレンジ色のキャップを閉めることができる。	1 2 3 4
14.	個人防護具を外し、手指衛生ができる。	1 2 3 4
15.	検体採取が終了したことを伝え、患者の状態に変化はないかを観察できる。	1 2 3 4
16.	検体を速やかに検査室へ提出できる。	1 2 3 4

89 血液培養検体採取

[目的] ・血液中の細菌の有無を調べ、感染症の起因菌を同定する
・同定した起因菌に対し、治療に効果的な抗生剤を選択する情報を得ることができる

[適応] 感染症の疑いがある患者

[必要物品]

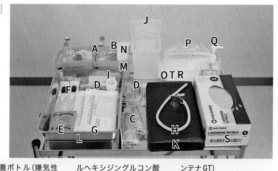

A. 血液培養ボトル（嫌気性菌用ボトル2本 好気性菌用ボトル2本）
B. 検体ラベル
C. シリンジ20 mL　4本
D. 注射針・翼状針　22 G　4本
E. 消毒用アルコール綿
F. 消毒剤入り綿棒（10%ポビドンヨード/0.5%クロルヘキシジングルコン酸製剤）
G. 滅菌手袋
H. 駆血帯
I. 絆創膏・医療用テープ
J. 針捨てbox
K. 採血用枕
L. 未滅菌トレイ
M. 検体搬送コンテナ（BDバクテックTMスマートコンテナGT）
N. 分注専用デバイス（BDバキュテイナ®ブラッドトランスファーデバイス）
O. 吸水・防水シーツ
P. ビニール袋
Q. 手指消毒剤
R. ビニールエプロン
S. 未滅菌手袋
T. マスク

観察
バイタルサインに異常がないか観察する
穿刺部位からの出血や血腫の有無を観察する

異常時の対応
バイタルサインの異常や全身状態が改善しない場合は医師へ報告する

確認日　　　年　　　月　　　日

実施者：　　　　　　　　確認者：

1-できる　2-指導の下でできる　3-演習でできる　4-知識としてわかる

1.	必要物品を準備できる。	1 2 3 4
2.	血液培養ボトルに検体ラベルを貼り付けることができる。	1 2 3 4
3.	血液培養検査の目的を説明し、同意を得ることができる。	1 2 3 4
4.	本人確認ができる。	1 2 3 4
5.	手指衛生後、ビニールエプロン、マスク、未滅菌手袋を装着できる。	1 2 3 4
6.	採血部位の下に採血枕を入れ、その上に吸水・防水シーツを敷くことができる。	1 2 3 4
7.	駆血帯を装着し、採血部位を決定し駆血帯を緩めることができる。	1 2 3 4
8.	採血部位をアルコール綿で広範囲に消毒できる。	1 2 3 4
9.	10%ポビドンヨード綿棒で穿刺部位を消毒し、2分間消毒の作用時間を待つことができる。	1 2 3 4
10.	未滅菌手袋を外し手指衛生後に滅菌手袋を装着できる。	1 2 3 4
11.	実施者は注射器と注射針を介助者から滅菌操作で受け取ることができる。	1 2 3 4
12.	〈介助者〉清潔部位に触れないように駆血帯を装着できる。	1 2 3 4
13.	実施者は採血する血管に針を穿刺し、20 mL採血ができる。	1 2 3 4
14.	〈介助者〉駆血帯を外し、アルコール綿を実施者に渡すことができる。	1 2 3 4

次ページへつづく→

15.	実施者は抜針し、消毒用アルコール綿をあて止血できる。	1 2 3 4
16.	穿刺部位を変えもう1セット血液培養のための検体を採取できる。	1 2 3 4
17.	止血を確認したら、アルコール綿で清拭し、絆創膏を穿刺部位に貼ることができる。	1 2 3 4
18.	注射器と注射針をトレイに入れることができる。	1 2 3 4
19.	〈介助者〉穿刺した針を廃棄できる。	1 2 3 4
20.	〈介助者〉血液培養ボトルを開封し、ゴム栓をアルコール綿で消毒できる。	1 2 3 4
21.	〈介助者〉血液培養ボトル専用分注デバイスを使用し分注できる。	1 2 3 4
22.	〈介助者〉先に嫌気性菌用ボトル（オレンジキャップ）に8〜10 mL、次に好気性菌用ボトル（ブルーキャップ）に8〜10 mL注入できる。	1 2 3 4
23.	〈介助者〉注射器と注射針を針捨てBoxに廃棄できる。	1 2 3 4
24.	〈介助者〉検体の凝固防止のため、静かにボトルを転倒混和し、速やかに検査室へ提出できる。	1 2 3 4
25.	吸水・防水シーツを外すことができる。	1 2 3 4
26.	個人防護具を外し、手指衛生ができる。	1 2 3 4
27.	寝衣と寝具を整えることができる。	1 2 3 4
28.	血液培養のための採血が終了したことを伝えることができる。	1 2 3 4

コメント

90 安楽で機能的な体位の調整

[目的] ・自身で体を動かすことができる姿勢の維持と改善
・痛みの緩和
・呼吸機能の改善
・循環機能の向上
・関節拘縮予防と筋力低下の予防
・心身のリラクセーションと可能なADLへの参加

[適応] ・自力での体位調整が困難な患者で、一部を安定させることで
四肢や頭部を自由に動かすことができる患者
・局所の安静が必要だが、その他の部位は動かしてもいい患者
・体位で呼吸機能や循環機能の改善が期待できる患者

〈側臥位〉
・仰臥位で誤嚥しやすい患者
・仰臥位で気道閉塞しやすい患者
・側臥位で嚥下が可能になる患者
・側臥位であれば両手動作が可能になる患者
・側臥位であれば片手が使用しやすくなる患者
・腹部膨満の患者

〈ファーラー位〉
・呼吸不全患者
・心不全患者
・脳卒中患者
・誤嚥しやすい患者（食塊の送り込みが障害されている患者、
または胃食道逆流を生じやすい患者）
・上肢の筋力が充分あり、両手動作によるADLの遂行が可能な患者
・オーバーテーブル等で環境調整すれば、上肢によるADLの遂
行が可能な患者

〈起座位〉
・呼吸不全患者で呼吸困難感がある患者
・心不全患者で呼吸困難感がある患者

〈腹臥位〉
・急性呼吸窮迫症候群 (ARDS) 患者
・コロナウイルス感染症 (COVID-19) 患者
・背部の術後患者

[必要物品]

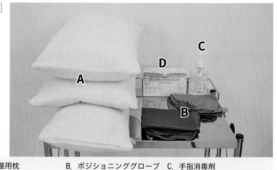

A. 体位調整用枕
B. ポジショニンググローブ（必要時）
C. 手指消毒剤
D. マスク

観察

患者の反応	呼吸困難感などの自覚症状の変化、動きの制限の有無、苦痛の緩和の有無
	バイタルサイン測定、フィジカルアセスメントによる変化の有無
体位の再現性の確認	動いても体位が崩れてこないか
	一定時間良肢位が保てているか
留置物	留置物の位置異常、固定状況

異常時の対応

体位調整後にすぐに姿勢が崩れてしまう場合

安楽でない可能性があるため、安楽な体位 (機能的な体位) であるかを確認し、調整する

痛みがある場合は原因を検討し、創部痛など体位以外の原因であれば鎮痛剤の使用を医師と相談する

確認日　　　年　　　月　　　日

実施者：　　　　　　　　　確認者：

1-できる　2-指導の下でできる　3-演習でできる　4-知識としてわかる

開始時

1.	患者の中止基準や安静度を把握できる。	1 2 3 4
2.	患者の状態を観察できる。	1 2 3 4
3.	患者の留置物を確認できる。	1 2 3 4
4.	介助者は1人で足りるか、複数の介助者が必要か判断できる。	1 2 3 4

5A. 仰臥位

5A-1.	膝が伸びない、腰痛がある、円背がある場合は、枕を膝の下に入れることができる。	1 2 3 4
5A-2.	両肩、両上肢、腰部など、ベッドと身体の間に空間がある部分に、小枕を挿入できる。	1 2 3 4
5A-3.	頭の枕は頸椎が過伸展位にないか確認し、高さを調整できる。	1 2 3 4
5A-4.	下肢の屈曲拘縮がなく体動困難な場合は、下肢を伸展位にできる。	1 2 3 4

5B. 側臥位

5B-1.	体幹はやや後傾、下肢が充分屈曲できるスペースを確保できる。	1 2 3 4
5B-2.	骨盤帯・肩甲帯が支えられるように枕を挿入できる。	1 2 3 4
5B-3.	肩甲帯が引き込まれている場合は、肩抜きができる。	1 2 3 4

次ページへつづく→

5B-4.	側臥位の深さを選択することができる。 ※片麻痺患者では、麻痺側を下にした場合は浅めの側臥位、麻痺側を上にした場合は深めの側臥位にする。	1 2 3 4
5B-5.	膝関節を軽く曲げ、重ならないように間に枕を挟むことができる。	1 2 3 4
5B-6.	両手動作が可能となるように、下になる上肢の下に枕を入れることができる。	1 2 3 4

5C. ファーラー位

5C-1.	股関節とベッドの屈曲線を揃えることができる。	1 2 3 4
5C-2.	ベッドの長軸と患者の長軸を一致させることができる。	1 2 3 4
5C-3.	坐骨に接触するように枕を挿入できる。	1 2 3 4
5C-4.	枕を膝関節の下に入れることができる。	1 2 3 4
5C-5.	股関節が外旋しないよう大転子の下に枕を挟むことができる。	1 2 3 4
5C-6.	ヘッドアップをしても身体がずり落ちないことを確認できる。	1 2 3 4
5C-7.	左右のバランスを確認し、傾きなく正中に姿勢保持できているか確認できる。	1 2 3 4
5C-8.	ヘッドアップの角度に応じて、頭の枕の重みを調整できる。	1 2 3 4
5C-9.	上肢機能が充分な患者は、オーバーテーブルを設置し、ADLを自身で行える高さに調整できる。	1 2 3 4
5C-10.	片麻痺や鎮静・廃用などの影響で上肢に力が入らない場合は、両腕の下に枕を挿入し、上肢の重みを除去できる。	1 2 3 4
5C-11.	枕がなくても頭部を保持できる場合、頭部の枕を肩甲帯深く差し込み、頭部を動かせるか確認できる。	1 2 3 4

次ページへつづく→

5D. 起座位

5D-1. ベッドの頭側を80〜90度まで挙上できる。　　　　　1　2　3　4

5D-2. オーバーテーブルの上に枕を置き、両腕で抱くようにし、顔を横に向けることができる。　　　　　1　2　3　4

終了時

6. 安楽な体位か、過剰に動きが制限されていないか確認できる。　　　　　1　2　3　4

7. ADLに必要なものを患者の手の届く位置に配置できる。　　　　　1　2　3　4

コメント

91 手指衛生

[目的] 手指表面に付着した微生物の除去

[適応] すべての患者

[手指衛生を行う WHO の 5 つのタイミング]

①患者に触れる前（血圧測定前、体位変換前など）
②清潔/無菌操作の前（採血前、輸液接続前、輸液作成前、滅菌操作前など）
③体液に曝露した可能性の後（採血後、吸引後、尿など体液の処理後など）
④患者に触れた後（血圧測定後、体位変換後など）
⑤患者周囲環境に触れた後（モニターや機器操作後、ベッド柵操作後、カーテン操作後など）

[必要物品]

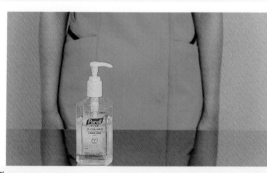

・手指消毒剤

321

・皮膚トラブルの有無

・マスク表面の汚染

手指に皮疹が出現した

・手指に皮疹等が出る場合には皮膚科の受診を検討する

・アルコールにアレルギーがある場合は施設の感染管理担当者へ相談を行う

・手指に皮膚障害があると細菌が多くなるため、普段からハンドケアを行う

・ハンドケアを行う際は、手指消毒と同じ方法で行うのが効果的であり、ハンドクリームの量は0.5ｇ（人差し指の指先から第一関節まで取り出した量：1FTU）が推奨される

チェックリスト

確認日　　年　　　月　　　日

実施者：　　　　　　　　　確認者：

1-できる　2-指導の下でできる　3-演習でできる　4-知識としてわかる

手指消毒

1.	腕時計、指輪を外すことができる。	1 2 3 4
2.	手指消毒剤を手のひらに取ることができる。	1 2 3 4
3.	手指消毒剤に手の指先を浸すように擦り込むことができる。	1 2 3 4
4.	反対の手のひらへ手指消毒剤を移し、手指消毒剤に反対の手の指先を浸すように擦り込むことができる。	1 2 3 4
5.	手を合わせ、手のひらに擦り込むことができる。	1 2 3 4
6.	手の甲に擦り込むことができる。	1 2 3 4
7.	反対の手の甲に擦り込むことができる。	1 2 3 4
8.	指を絡ませ、指の間に擦り込むことができる。	1 2 3 4
9.	親指を反対の手で握るように擦り込むことができる。	1 2 3 4
10.	反対の親指も同じように擦り込むことができる。	1 2 3 4
11.	手首に擦り込むことができる。	1 2 3 4
12.	反対の手首に擦り込むことができる。	1 2 3 4
13.	乾燥を確認できる。	1 2 3 4

流水と石鹸による手洗い

1.	腕時計、指輪を外すことができる。	1 2 3 4
2.	手を流水で濡らすことができる。	1 2 3 4
3.	石鹸を手のひらに取ることができる。	1 2 3 4

次ページへつづく→

4.	手のひらを洗うことができる。	1 2 3 4
5.	手のひらで手の甲を包むように洗うことができる。	1 2 3 4
6.	反対の手の甲も同様に洗うことができる。	1 2 3 4
7.	指を絡ませ、指の間を洗うことができる。	1 2 3 4
8.	指先を手のひらに擦り付けるように洗うことができる。	1 2 3 4
9.	反対の指先も同様に洗うことができる。	1 2 3 4
10.	親指を握るようにこすり洗いできる。	1 2 3 4
11.	反対の親指も同様に洗うことができる。	1 2 3 4
12.	手首を包むように洗うことができる。	1 2 3 4
13.	反対の手首も同様に洗うことができる。	1 2 3 4
14.	流水で洗い流すことができる。	1 2 3 4
15.	使い捨てペーパータオルで手指の水分を取り除くことができる。	1 2 3 4
16.	使用したペーパータオルで蛇口を閉めることができる。	1 2 3 4

コメント

92 個人防護具の着脱

[目的] ・感染性物質から医療従事者を保護する
・医療従事者に付着した汚染や感染性物質などから患者を保護する

[適応] ・接触感染予防策が必要な患者
・血液や体液、傷のある皮膚、粘膜などに接触するケアが必要な患者

[必要物品]

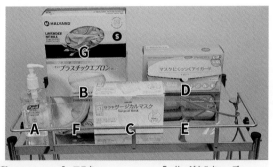

A. 手指消毒剤
B. ビニールエプロン（必要時袖付きエプロン）
C. マスク
D. アイガード
E. ゴーグル
F. サージカルキャップ
G. 未滅菌手袋

異常時の対応

装着中の破れ、破損

速やかに脱衣し、新しい個人防護具へ交換する

確認日　　年　　月　　日

実施者：　　　　　　確認者：

1-できる　2-指導の下でできる　3-演習でできる　4-知識としてわかる

個人防護具の装着

1. 手指衛生ができる。　　　　　　　　　　　　　　　`1 2 3 4`

2. エプロンの装着

2-1. エプロンの輪の部分を首にかけることができる。　　`1 2 3 4`

2-2. 袖付きエプロンの場合は、片方ずつ腕を通すことができる。　`1 2 3 4`

2-3. 腰紐を後ろに回して結ぶことができる。　　　　　　`1 2 3 4`

3. マスクの装着

3-1. ゴム紐を耳にかけることができる。　　　　　　　　`1 2 3 4`

3-2. ワイヤー部分を押さえ、鼻の形に合わせることができる。　`1 2 3 4`

3-3. プリーツを伸ばし、顎下まで覆うことができる。　　`1 2 3 4`

3-4. 両手で、鼻、頬、顎に隙間がないか確認できる。　　`1 2 3 4`

4. アイガードまたはゴーグルの装着

4-1. アイガードまたはゴーグルを装着できる。　　　　　`1 2 3 4`

5. サージカルキャップの装着

5-1. サージカルキャップを装着できる。　　　　　　　　`1 2 3 4`

次ページへつづく→

6. 未滅菌手袋の装着

6-1. 未滅菌手袋を片手ずつ装着できる。   1 2 3 4

6-2. 装着後に手を組むことができる。   1 2 3 4

個人防護具の脱衣

1. 未滅菌手袋の脱衣

1-1. 片方の手袋の袖口をつまみ、手袋が裏表逆になるように外し、外した手袋をそのまま握ることができる。   1 2 3 4

1-2. 手袋を外した手を反対の手袋の袖口に差し込み、手袋が裏表逆になるように外し、廃棄できる。   1 2 3 4

1-3. 手指衛生ができる。   1 2 3 4

2. エプロンの脱衣

2-1. 首の後ろの紐をちぎり、前へ垂らすことができる。   1 2 3 4

2-2. 袖付きエプロンの場合は、汚染面に触れないようエプロンの内側を押さえながら、片方ずつ腕を抜くことができる。   1 2 3 4

2-3. 腰ひもをちぎって外すことができる。   1 2 3 4

2-4. 汚染面が内側になるように折りたたみ、廃棄できる。   1 2 3 4

2-5. 手指衛生ができる。   1 2 3 4

3. サージカルキャップの脱衣

3-1. サージカルキャップの後方を掴み、頭部から外し、廃棄できる。   1 2 3 4

3-2. 手指衛生ができる。   1 2 3 4

次ページへつづく→

4. アイガードまたはゴーグルの脱衣

4-1. アイガードまたはゴーグルを脱衣できる。	1 2 3 4
4-2. 手指衛生ができる。	1 2 3 4

5. マスクの脱衣

5-1. マスクの紐を持って外し、廃棄できる。	1 2 3 4
5-2. 手指衛生ができる。	1 2 3 4

コメント

93 N95 微粒子用マスクの着脱

※接触感染予防策も併用している場合にはエプロン（袖付きエプロン）装着後に実施する。

[目的] 医療従事者を空気感染を起こす感染性物質から保護する

[適応] ・結核、麻疹、水痘、播種性帯状疱疹患者へ接触するとき
・空気感染を伝播するリスクがある患者へ接触するとき

[必要物品]

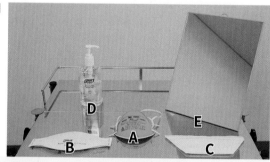

A. N95マスク（カップ型）　C. N95マスク（くちばし型）　E. 鏡
B. N95マスク（三つ折り型）　D. 手指消毒剤

観察

皮膚トラブルの有無	鼻根や頬骨、下顎等の皮膚発赤、びらん等の有無
マスク表面の汚染	汚染がある場合には新しいマスクへ変更する

異常時の対応

空気の漏れを感じる

マスクの位置を調整しても漏れを感じる場合には、新しいものまたは別のタイプのN95マスクへ変更する

マスクが濡れた、マスクが破けた、ゴムが切れた

気密性が保持されないため、新しいものへ交換を行う

MDRPUの発生

感染管理担当者へ相談の上、ハイドロコロイド剤の使用を検討する

確認日　　　年　　　月　　　日

　　　　　　　　　　実施者：　　　　　　　　確認者：

1-できる　2-指導の下でできる　3-演習でできる　4-知識としてわかる

1.	手指衛生ができる。	1 2 3 4

2A. カップ型

2A-1.	マスクの鼻あて部を指側に向け、ゴムバンドが垂れるように、カップ状に持つことができる。	1 2 3 4
2A-2.	マスクの鼻あて部を鼻にあわせ、鼻と顎を覆うように被せることができる。	1 2 3 4
2A-3.	マスクを押さえながら、上側のゴム紐を頭頂部近くに付けることができる。	1 2 3 4
2A-4.	下側のゴム紐を首の後ろに付けることができる。	1 2 3 4
2A-5.	両手で鼻あて部を押さえながら、鼻あて部を鼻の形に合わせることができる。	1 2 3 4
2A-6.	鏡を使用し、隙間がないか確認できる。	1 2 3 4

2B. 3つ折り型

2B-1.	マスクの上下を確認できる。	1 2 3 4
2B-2.	ノーズワイヤーにゆるやかなカーブをつけることができる。	1 2 3 4
2B-3.	鼻と顎をマスクで覆うように、2本のゴム紐を首の後ろまで持っていくことができる。	1 2 3 4
2B-4.	マスクを押さえながら、上側のゴム紐を頭頂部近くに付けることができる。	1 2 3 4
2B-5.	マスクを上下に広げ、鼻と顎を覆うことができる。	1 2 3 4

次ページへつづく→

2B-6.	両手で鼻あて部を押さえながら、鼻の形に合わせることができる。	1 2 3 4
2B-7.	鏡を使用し、隙間がないか確認できる。	1 2 3 4

2C. くちばし型

2C-1.	マスクの上下を確認することができる。	1 2 3 4
2C-2.	ノーズワイヤーにゆるやかなカーブをつけることができる。	1 2 3 4
2C-3.	2本のゴムを指で分け、2本とも両手で持つことができる。	1 2 3 4
2C-4.	マスクの下側をアゴに掛け、2本のゴム紐の中央を持ち、頭の後ろに持っていくことができる。	1 2 3 4
2C-5.	マスクの上側のゴム紐を頭頂部に付け、下側のゴム紐を首の後ろに付けることができる。	1 2 3 4
2C-6.	両手で鼻あて部を押さえながら、鼻の形に合わせることができる。	1 2 3 4
2C-7.	鏡を使用し、隙間がないか確認できる。	1 2 3 4

3. 空気漏れの確認 (ユーザーシールチェック) 方法

3-1.	〈陽圧の確認〉両手でマスク全体を覆い、ゆっくり強く息を吐き出すことができる。	1 2 3 4
3-2.	〈陽圧の確認〉マスクと顔の間から空気の漏れを感じた場合は、マスクに近いゴム紐を引き、調整できる。	1 2 3 4
3-3.	〈陰圧の確認〉両手でマスク全体を覆い、ゆっくり強く息を吸い込むことができる。	1 2 3 4
3-4.	〈陰圧の確認〉マスクが顔に向かって引き込まれるかを確認できる。	1 2 3 4

次ページへつづく→

4. N95マスクの脱衣

4-1.	下側のゴム紐、上側のゴム紐の順で外すことができる。	1 2 3 4
4-2.	マスクのゴム紐を持って廃棄できる。	1 2 3 4
4-3.	手指衛生ができる。	1 2 3 4

コメント

94 滅菌手袋の着脱

[目的] ・医療従事者の手指を感染性物質から保護する
・医療従事者の手指に付着した感染性物質などから患者を保護する

[適応] 清潔操作が必要な場合
例）手術、各種カテーテルやドレーンの挿入、血液培養の採取など。その他滅菌器材を取り扱う場合

[必要物品]

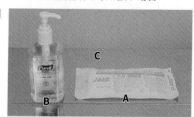

A. 滅菌手袋
B. 手指消毒剤
C. 処置台
＊ラテックスアレルギーがある場合には、ラテックスフリー素材のものを準備する

観察	
ラテックスアレルギーの有無	皮膚の発赤、皮疹などの皮膚症状、呼吸困難などの呼吸器症状

異常時の対応
ラテックスアレルギーが出現したとき
速やかに使用を中止し、流水と石鹸による手洗いを行う
状況に応じて医療機関を受診する
滅菌が破綻した
速やかに実施している処置を中止し、手順1から行う

確認日　　年　　　月　　　日

実施者：　　　　　　　確認者：

1–できる　2–指導の下でできる　3–演習でできる　4–知識としてわかる

手袋の装着

1.	手指衛生ができる。	1 2 3 4
2.	滅菌手袋の有効期限、破損の有無を確認できる。	1 2 3 4
3.	外包装を開け、手首側が手前にくるように台紙を置くことができる。	1 2 3 4
4.	手指消毒ができる。	1 2 3 4
5.	台紙を左右に開き、上下の折り返し部分を持ち、全体を開くことができる。	1 2 3 4
6.	親指と人差し指で折り返し部分を持ち、手を手袋へ滑り込ませることができる。	1 2 3 4
7.	滅菌手袋を装着した手を、もう一方の手袋の折り返し部分に差し込み、手袋を装着できる。	1 2 3 4
8.	先に装着した手袋の折り返し部分に指先を入れ、折り返し部分を伸ばすことができる。	1 2 3 4
9.	手を組むようにしてフィットさせることができる。	1 2 3 4

手袋の脱衣

10.	片方の手袋の袖口をつまみ、手袋が裏表逆になるように外し、外した手袋をそのまま握ることができる。	1 2 3 4
11.	手袋を外した手を反対の手袋の袖口に差し込み、手袋が裏表逆になるように外し、廃棄できる。	1 2 3 4
12.	手指衛生ができる。	1 2 3 4

コメント

95 滅菌ガウンの着脱

（実施者・介助者の2名）

＊滅菌ガウンの装着は、手指衛生、マスク、ゴーグル、サージカルキャップ、手指消毒、滅菌ガウン、滅菌手袋、滅菌ガウンの紐の順で行う。

[目的] ・感染性物質から医療従事者を保護する
・医療従事者に付着した汚染や感染性物質などから患者を保護する

[適応] 手術、無菌操作を伴う処置の実施者と介助者、侵襲的処置や無菌操作が必要な医療処置を行う場合

[必要物品]

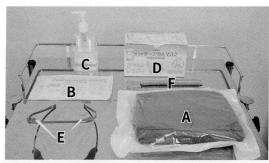

A. 滅菌ガウン　　C. 手指消毒剤　　E. ゴーグル
B. 滅菌手袋　　　D. マスク　　　　F. サージカルキャップ

異常時の対応

滅菌されていないものへの接触による滅菌の破綻

速やかに脱衣し、新しい滅菌ガウンの着衣手順1から再度行う

確認日　　年　　月　　日

　　　　　　　　　　実施者：　　　　　　　　確認者：

1-できる　2-指導の下でできる　3-演習でできる　4-知識としてわかる

滅菌ガウンの着衣

1.	実施者・介助者ともに手指衛生ができる。	1 2 3 4
2.	介助者は滅菌ガウンの有効期限、包装の破損、水濡れがないか確認できる。	1 2 3 4
3.	作業空間の確保ができる。	1 2 3 4
4.	実施者はマスク、サージカルキャップ、アイガードまたはゴーグルを装着できる。	1 2 3 4
5.	実施者は手指消毒ができる。	1 2 3 4
6.	介助者は滅菌ガウンの外包装を内側に触れないように開け、実施者に渡すことができる。	1 2 3 4
7.	実施者は滅菌ガウンの内包装を開封し、滅菌ガウンを取り出し、内包装を廃棄できる	1 2 3 4
8.	実施者はガウンの両サイドにあるスリットに両手を入れ、ガウンを体から離して、両手を広げるように、アームホールに手と前腕を通すことができる。	1 2 3 4
9.	介助者はガウンの内側のみに触れて、肩までガウンを引っ張ることができる。	1 2 3 4
10.	介助者は内側に襟元を掴み引き寄せ、紐を結ぶまたはマジックテープで止めることができる。	1 2 3 4
11.	介助者は内側の腰紐を結ぶことができる。	1 2 3 4
12.	実施者は滅菌手袋を装着できる。	1 2 3 4
13.	実施者は、両手でベルトカードをつかみ、ベルトカードから左側のベルトを外し、左手にベルトを持ったままにすることができる。	1 2 3 4

次ページへつづく→

14.	実施者はベルトカードの右紐に近い方を持ち、介助者に触れないように、ベルトカードを渡すことができる。		1 2 3 4
15.	実施者はベルトカードから手を離し、介助者がベルトカードを持ったままの状態で、実施者は反時計回り（左回り）に3/4程度回ることができる。		1 2 3 4
16.	実施者は介助者が持っているベルトカードから、ベルトを引き出し、左手で持っているベルトと結ぶことができる。		1 2 3 4

滅菌ガウンの脱衣

17.	滅菌手袋を外すことができる。		1 2 3 4
18.	手指衛生ができる。		1 2 3 4
19.	首紐（またはマジックテープ）と、腰紐を外すことができる。		1 2 3 4
20.	汚染面に触れないようエプロンの内側を押さえながら、片方ずつ腕を抜くことができる。		1 2 3 4
21.	汚染面が内側になるように折りたたみ、廃棄できる。		1 2 3 4
22.	手指衛生ができる。		1 2 3 4
23.	サージカルキャップ、アイガードまたはゴーグル、マスクを外すことができる。		1 2 3 4
24.	手指衛生ができる。		1 2 3 4

コメント

[目的] ・患者に使用される医療器材の汚染による感染の予防
　　　 ・患者に使用された汚染器材による医療従事者の感染の予防

[適応] ・患者に使用する医療器材、医療材料
　　　 ・患者に使用した医療器材、医療材料

[必要物品]

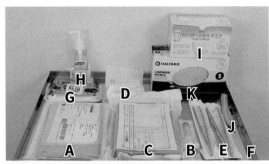

A. 滅菌ドレープ
B. 使用する滅菌器材
C. 使用する滅菌材料
D. 滅菌手袋（滅菌手袋で取り出す場合）
E. 滅菌鑷子2本（滅菌鑷子で取り出す場合）
F. 滅菌物を展開する作業台
G. アルコール除菌シート
H. 手指消毒剤
I. マスク
J. サージカルキャップ
K. 未滅菌手袋（必要時）

異常時の対応

有効期限切れ、外装の破損、水濡れなど	滅菌されていないものへの接触による滅菌の破綻
器材や材料の無菌性が疑われる場合は使用しない	器材や材料を破棄し、手順1から再度実施する

チェックリスト

確認日　　年　　月　　日

　　　　　　　　　　実施者：　　　　　　確認者：

1-できる　2-指導の下でできる　3-演習でできる　4-知識としてわかる

1. 準備

1-1.	必要物品の準備ができる。	1 2 3 4
1-2.	滅菌器材または滅菌材料の滅菌期限、化学的インジケータ、外装の破れや水濡れがないか確認ができる。	1 2 3 4
1-3.	滅菌物を広げる作業台をアルコール除菌シートで清拭できる。	1 2 3 4
1-4.	手指衛生ができる。	1 2 3 4
1-5.	マスク、サージカルキャップを装着できる。	1 2 3 4

2A. 滅菌鑷子で滅菌ドレープを広げる場合

2A-1.	滅菌ドレープの外包装を開封できる。	1 2 3 4
2A-2.	滅菌鑷子の外包装を開封し、取り出すことができる。	1 2 3 4
2A-3.	滅菌鑷子で滅菌ドレープを取り出すことができる。	1 2 3 4
2A-4.	滅菌鑷子を2本使用して滅菌ドレープを作業台へ広げることができる。	1 2 3 4
2A-5.	使用する滅菌器材や滅菌材料を、滅菌鑷子を使用して、滅菌ドレープの上に出すことができる。	1 2 3 4

2B. 滅菌手袋で滅菌ドレープを広げる場合

2B-1.	滅菌手袋を装着できる	1 2 3 4
2B-2.	介助者にドレープの外包装を開封してもらい、清潔にドレープを取り出すことができる。	1 2 3 4
2B-3.	両手で滅菌ドレープを広げることができる。	1 2 3 4

次ページへつづく→

2B-4.	介助者に滅菌材料等の外包装を開封してもらい、滅菌手袋で取り出し、滅菌ドレープに出すことができる。	1 2 3 4

2C. 滅菌材料セットを広げる場合

2C-1.	滅菌材料セットの外包装を開封し、内包装の折り返し部分（一番外側部分）が手前になるように作業台に置くことができる。	1 2 3 4
2C-2.	内包装の折り返し部分（一番外側部分）を手でつかみ、内側に触れないように開くことができる。	1 2 3 4
2C-3.	滅菌鑷子を用いて、内包装を左右に開き、最後に手前の方向へ開くことができる。	1 2 3 4

コメント

97 感染性廃棄物の取り扱い

[目的] 廃棄した器材や体液による感染や受傷を予防する

[適応] 医療機関で廃棄されるすべての廃棄物

[必要物品]

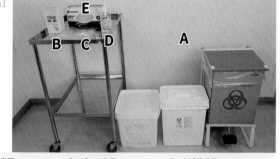

A. 廃棄物容器　　C. ビニール袋　　E. 未滅菌手袋
B. 針捨てbox　　D. 手指消毒剤

異常時の対応

誤って別の廃棄容器に廃棄してしまった

直接手を入れず、鑷子などで取り出す

確認日　　　年　　　月　　　日

実施者：　　　　　　　　確認者：

1-できる　2-指導の下でできる　3-演習でできる　4-知識としてわかる

1A. 廃棄容器が設置されている場合

*各施設の分別表に沿って分別して廃棄する。

| 1A-1. | 処置を行う前に廃棄物容器の容量に余裕があることを確認できる。 | 1 2 3 4 |
| 1A-2. | 処置を行う際に廃棄しやすい場所へ廃棄容器を設置できる。 | 1 2 3 4 |

1B. 廃棄容器が設置されていない場合

1B-1.	実施されるケアや処置に応じて複数枚のビニール袋を持参できる。	1 2 3 4
1B-2.	ケアや処置に使用された廃棄物を分別表に応じてビニール袋に分別できる。	1 2 3 4
1B-3.	病室を退室後、分別表に沿って廃棄容器へ廃棄できる。	1 2 3 4

2. 鋭利物の廃棄

| 2-1. | 針などはリキャップせず、そのまま針捨て容器に廃棄できる。 | 1 2 3 4 |
| 2-2. | 輸液に使用した輸液セットと輸液バッグは、接続を外さずに廃棄できる。 | 1 2 3 4 |

コメント

98 誤薬防止の手順に沿った与薬

[目的] 薬剤投与における誤薬は患者に致死的なダメージとなり得るため、**6R**など誤薬防止の手順に沿った与薬が重要である

[適応] すべての患者

[薬剤投与の6R]

確認事項	内容
正しい患者 (right patient)	氏名・生年月日による患者間違い
正しい薬 (right drug)	名称類似、外観類似の薬剤
正しい目的 (right purpose)	薬剤使用目的
正しい用量 (right dose)	g、mg、μg、mL、mEq、U、IU、1錠、1アンプル、1バイアルなど
正しい用法 (経路) (right route)	薬剤指示用法や経路 (内服、静脈注射、皮下注射、筋肉注射、座薬、点眼など)
正しい時間 (right time)	日付、投薬時間、投与速度

確認日　　　年　　　月　　　日

　　　　　　　　実施者：　　　　　　　　　確認者：

1-できる　2-指導の下でできる　3-演習でできる　4-知識としてわかる

1.	カルテからアレルギー歴、禁忌薬品名、他剤との相互作用を確認できる。	1 2 3 4

2. 6Rの項目と内容

2-1.	6Rの項目と内容を理解できる。	1 2 3 4
2-2.	正しい患者（right patient）：投与する薬剤と患者が一致しているか確認できる。	1 2 3 4
2-3.	正しい薬（right drug）：指示薬と投与する薬剤が一致しているか確認できる。	1 2 3 4
2-4.	正しい目的（right purpose）：どのような治療目的で使用するか確認できる。	1 2 3 4
2-5.	正しい用量（right dose）：薬剤の指示書に記載している用量と投与量が一致しているか確認できる。	1 2 3 4
2-6.	正しい用法（経路）（right route）：指示書に記載している薬剤の用法や経路と実際の投与方法や投与経路が一致しているか確認できる。	1 2 3 4
2-7.	正しい時間（right time）：日付、投与時間、投与速度を確認できる。	1 2 3 4

3. 6Rの確認場面

3-1.	6R確認を正しい場面で行うことができる。	1 2 3 4

次ページへつづく→

4. 調剤、内服を準備する環境

4-1.	調剤や内服を準備する場所を常時整理整頓し清潔な環境を整えることができる。	1	2	3	4
4-2.	薬剤の準備は1患者1トレイにできる。	1	2	3	4
4-3.	与薬直前に別の患者の薬剤でないことを確認できる。	1	2	3	4

コメント

安全確保の技術 —— 誤薬防止

99 患者誤認防止策

[目的] 患者誤認による薬剤投与や治療、処置は患者に致死的なダメージとなり得るため、正しいダブルチェックを確実に行う必要がある

[適応] すべての患者

[ダブルチェックの種類]

2人で行うダブルチェック	1人で行うダブルチェック
2人時間差型	1人時間差型
2人同時双方向型	1人双方向型
2人連続双方向型	1人連続型

ダブルチェックで確認する内容については、98「誤薬防止の手順に沿った与薬」の薬剤投与の6Rを確認する

確認日　　　年　　　月　　　日

　　　　　　　　実施者：　　　　　　　　確認者：

1-できる　2-指導の下でできる　3-演習でできる　4-知識としてわかる

2人時間差型ダブルチェック

1. A看護師が指示書と薬剤を指差し呼称で確認できる。　　1　2　3　4

2. 時間を空けて、B看護師が指示書と薬剤を指差し呼称で確認できる。　　1　2　3　4

2人同時双方向型ダブルチェック

1. 最初にA看護師が指示書を読み上げ、B看護師が薬剤を読み上げて確認できる。　　1　2　3　4

2. 次にB看護師が薬剤を読み上げ、A看護師が指示書を読み上げて確認できる。　　1　2　3　4

2人連続双方向型ダブルチェック

1. A看護師が指示書を確認した後に薬剤を読み上げて確認できる。　　1　2　3　4

2. 次にB看護師が薬剤を読み上げて確認した後に指示書を読み上げて確認できる。　　1　2　3　4

1人時間差型ダブルチェック

1. 指示書と薬剤を確認する作業を1回目と2回目を時間を空けて実施できる。　　1　2　3　4

1人双方向型ダブルチェック

1. 指示書と薬剤を確認できる。　　1　2　3　4

次ページへつづく→

2.　次に薬剤と指示書の順で確認できる。	1　2　3　4

1人連続型ダブルチェック

1.　指示書と薬剤を確認できる。	1　2　3　4
2.　次に連続して指示書と薬剤を確認できる。	1　2　3　4

コメント

索引

しんじんかんごしょくいん
新人看護職員のための
かんごてじゅん
看護手順ポケットマニュアル

発　行	2024年 4月30日　第1版第1刷発行
	2024年10月25日　第1版第4刷発行
監　修	道又元裕 みちまたゆきひろ
発行者	兼久隆史
発行所	ヴェクソンインターナショナル株式会社
	〒101-0054
	東京都千代田区神田錦町3-15　NTF竹橋ビル8階
	TEL 03-6272-8408　FAX 03-6272-8409
	https://www.vexon-intnl.com/
印刷所	株式会社真興社

©MICHIMATA Yukihiro
Published by VEXON-INTERNATIONAL Inc.
Printed in Japan
ISBN978-4-910689-05-0　C3047